Esther Matolycz, Helga Haselmayer

Unterstützung bei der Basisversorgung

Ein Lehr- und Praxisbuch für Sozial- und Behindertenbetreuung und Heimhilfe

4., überarbeitete Auflage

facultas

Die Autorinnen

Esther Matolycz, Mag. Dr. phil., DGKP, LfGuK, Studium der Erziehungs-/Bildungswissenschaft und Publizistik, tätig in der Aus-, Fort- und Weiterbildung im Pflege- und Sozialbereich.

Helga Haselmayer, Bsc MA, MBA, ist seit 1989 in unterschiedlichen Funktionen (Pflegepraxis, Beratung, Management) im Akut-, Langzeit- und Behindertenbereich im Sozial- und Gesundheitswesen tätig. Sie ist diplomierte Gesundheits- und Krankenpflegeperson und studierte Advanced Nursing Practice mit Schwerpunkt Pflegemanagement, angewandtes Wissensmanagement und Sozialmanagement an der WU Wien.

Bibliografische Information der Deutschen Nationalbibliothek

Die Deutsche Nationalbibliothek verzeichnet diese Publikation in der Deutschen Nationalbibliografie; detaillierte bibliografische Daten sind im Internet über http://dnb.d-nb.de abrufbar.

Eine geschlechtergerechte Schreibweise wird in diesem Buch vorwiegend durch die Verwendung der Schreibung mit Stern * realisiert. Ist eine korrekte, alle Endungen berücksichtigende Schreibung auf diese Weise nicht möglich oder erfordert sie Ergänzungen, die den Lesefluss hemmen, so wird – stellvertretend für beide Geschlechter – die weibliche Form gewählt. Der Wortlaut „Klient*innen" beinhaltet zudem alle anderen damit verbundenen Bezeichnungen je nach Setting, wie etwa „Kund*innen", „Bewohner*innen", „Nutzer*innen" etc.

4. Auflage 2023

facultas Verlag, A-1050 Wien
Satz: Wandl Multimedia-Agentur
Umschlagbild: © Klaus Pichler/klauspichler.net
Printed in Austria
ISBN 978-3-7089-2258-4
E-ISBN 978-3-99111-610-3

Inhalt

Vorwort

Das vorliegende Buch erscheint nun in vierter Auflage. In der zweiten Auflage kam neu hinzu, dass es auch die Bedarfe der Betreuung von Menschen mit Behinderung berücksichtigt. Damit sind sowohl die entsprechenden gesetzlichen Grundlagen als auch die Betreuung und Unterstützung dieser Zielgruppe Inhalt, ebenso werden Werte und Grundhaltungen sowie entsprechende Konzepte, die dabei zur Anwendung gelangen, behandelt.
In der dritten Auflage wurde der Teil der Ressourcen um ein Kapitel zur Kommunikation erweitert, in dem erklärt ist, wie und warum im kommunikativen Miteinander alle Fähigkeiten eines Menschen (auch die Quellen, derer er sich bedient) eingebunden werden sollen. Die vierte Ausgabe beachtet nun auch das Thema Diversität und den Umgang mit den eigenen Ressourcen als Pflege- und Betreuungsperson.
Das Buch will einerseits Lernenden und Lehrenden im Modul „Unterstützung bei der Basisversorgung" eine Hilfe sein und enthält die für dieses Modul vorgesehenen Lehrinhalte, andererseits möchte es ein Nachschlagewerk für die Praxis sein. Es bietet ein einführendes Kapitel zur Ganzheitlichkeit und Ressourcenorientiertheit in der Pflege und Betreuung, eines zum Pflegeprozess und eines zur Dokumentation der Pflege. Der Bereich der Gesundheits- und Krankenpflege ist um das Kapitel „Beobachtung allgemein: Orientiertheit und Bewusstsein" erweitert. Außerdem enthält das Lehrbuch neben dem Teil zur Pharmakologie auch einen Abschnitt, der die Grundlagen der Hygiene vorstellt.
Selbstverständlich ist das Buch (sofern durch die Lehrenden einige Ergänzungen angeboten werden) in der Hygiene, Pharmakologie und den AEDLs, die es enthält, auch für den Unterricht in der Pflegeassistenz verwendbar.

In der **Einführung in die ganzheitliche, ressourcenorientierte Pflege und Betreuung** sind diese Begriffe erklärt, ebenso wie Werte und Leitlinien, die sowohl in der Unterstützung von Menschen mit Behinderung als auch jener anderer Zielgruppen Bedeutung haben. Des Weiteren wird mit Blick auf die Ganzheitlichkeit auch die Biografiearbeit und ihre Bedeutung für Pflege und Betreuung vorgestellt. Die Konzepte in Unterstützung und Betreuung betreffen ebenfalls alle Zielgruppen, sind aber wesentlich auch im sozialpädagogischen Umfeld etabliert. Insbesondere die Basale Stimulation® entstammt ursprünglich diesem Bereich und wurde danach auch in andere Bereiche der Pflege und Betreuung übernommen. Anders verhält es sich mit der Biografiearbeit: Sie wurde zuerst an die Pflege und Betreuung älterer Menschen adaptiert und ist nun auch in der Unterstützung und Betreuung von Menschen mit Behinderung fester Bestandteil.

Ebenso ist erklärt, welche Funktion ATLs, AEDLs und Domänen sowie Systeme zur Pflegediagnostik haben und wie Kompetenzen und Befugnisse in Wohnbereichen geregelt sind.

Die Einführung in das Denken im Verständnis des **Pflegeprozesses** zeigt und erklärt dessen Schritte und ebenso, welche Rolle jene Menschen, die bei der Basisversorgung unterstützen, darin spielen.

Die Einführung in die **Dokumentation der Pflege** beschäftigt sich mit dem Aufbau einer Pflegedokumentation, dem interdisziplinären Informationsmanagement, der Dokumentationspflicht und schließlich mit der Frage, was und wie dokumentiert werden muss.

Die für die Unterstützung in der Basisversorgung relevanten Bereiche der **Gesundheits- und Krankenpflege** beginnen mit einem Kapitel zur Beobachtung von Orientiertheit und Bewusstsein, das z.B. auch Veränderungen der Orientiertheit einschließt. Dem folgen die Bereiche *Sich pflegen*, *Sich kleiden*, *Essen und Trinken*, *Ausscheiden* und *Sich bewegen*. Die Aktivität des Kommunizierens ist nicht in Form eines eigenen Kapitels dargestellt, findet sich aber in Zusammenhang mit dem Konzept der Basalen Stimulation®, mit Hinweisen zu einfachem Orientierungstraining im Rahmen von Pflege und in Zusammenhang mit der Bedeutung der Interaktion im Rahmen der Körperpflege.

Die Einführung in die **Pharmakologie** enthält neben (gesetzlichen) Grundlagen und Grundbegriffen auch Inhalte zu Aufgaben, Darreichungsformen und Wirkungsweisen von Arzneimitteln, zu Gruppen von Arzneimitteln, ihrer Lagerung und Handhabung sowie Hinweise zur Verabreichung.

In der Einführung in die **Hygiene** sind ebenfalls Grundlagen und Grundbegriffe erklärt, ebenso finden sich Ausführungen zu Infektionswegen und Infektionsprophylaxe. Des Weiteren sind Keimreduktion, persönliche Hygiene und Händehygiene sowie Hautantiseptik enthalten, den Abschluss bilden neben Hinweisen zum Umgang mit Medizinprodukten noch spezielle Hinweise für mobile Dienste.

Das Buch versteht sich **praxisorientiert**, die Inhalte sind einfach und verständlich aufbereitet, Fachbegriffe sind erklärt. Jene Pflegebereiche, die die Körperpflege und hier insbesondere auch den Umgang mit Hilfsmitteln (Hörgeräte, Augenprothesen, Gehhilfen) zum Inhalt haben, sind ausführlich dargestellt, ebenso Varianten und Methoden der Körperpflege. Großes Augenmerk wurde auch auf die Mitwirkung an Prophylaxen gelegt, wobei darauf geachtet wurde, dass ein umfassendes Verständnis dieser Form des pflegerischen Handelns möglich ist. Beobachtung und Weitergabe relevanter Informationen finden im Rahmen der einzelnen Kapitel Raum.

Auch die Bereiche der Hygiene und Pharmakologie wurden – bei aller Knappheit und Praxisorientierung – verständlich aufbereitet, wozu auch Hintergrundinformationen gegeben sind. Auch hier wurde so adaptiert, dass die Inhalte für alle Bereiche der Unterstützung und Betreuung geeignet sind.
Wir wünschen Lernenden und Lehrenden Lektüre, Studium und Verwendung mit Gewinn!

A Einführung in die ganzheitliche, ressourcenorientierte Pflege und Betreuung

Nach Beschäftigung mit diesem Kapitel sollen Sie ...

... erklären können, welche Bedeutung folgende Begriffe in Pflege und Betreuung haben: a) *Ganzheitlichkeit,* b) *Ressourcen,* c) *Modelle und Konzepte*

1 „Ganzheitlichkeit" in Pflege und Betreuung – was bedeutet das?

1.1 Unterschiedliche Bedürfnisse

Im Rahmen von Pflege und Betreuung werden Menschen in unterschiedlichen Bedürfnissen unterstützt und immer ganzheitlich betrachtet (**ganzheitliche Sichtweise**). Das bedeutet, dass man immer folgende Perspektiven einbezieht:

- **körperliche Bedürfnisse** (physische Bedürfnisse)
  Beispiele dafür sind: Jemand möchte satt sein, sich sauber fühlen, keine Schmerzen haben, sich bewegen können, schlafen können usw.
- **seelische Bedürfnisse** (psychische Bedürfnisse)
  Beispiele dafür sind: Jemand möchte mit jemandem sprechen können, der ihr die Angst nimmt, braucht Unterstützung dabei, sich im Tagesablauf zu orientieren usw.
- **soziale Bedürfnisse** (Bedürfnisse rund um das Miteinander oder Alleinsein)
  Beispiel dafür sind: Jemand möchte sich mit anderen Menschen unterhalten, etwas unternehmen, möchte nicht einsam sein, oder aber: Jemand möchte sich lieber zurückziehen und allein sein.
- **spirituelle Bedürfnisse** (geistige Bedürfnisse)
  Jemand möchte eine Religion ausüben oder möchte sich mit etwas anderem beschäftigen, das ihr Sinn gibt.

1.2 Werte und Leitlinien

Menschen haben das Recht auf ein selbstbestimmtes Leben in Würde, auf einen angemessenen Lebensstandard und auf aktive Teilhabe am gesellschaftlichen Leben. Ziele sind also insbesondere Integration bzw. Inklusion, Selbstbestimmung und individuelle Lebensqualität. Die respektvolle Begegnung und Achtung gegenüber den Klient*innen und deren Umfeld mit Ermöglichung von Eigenkompetenz stehen im Zentrum der Begleitung. Die Grundhaltung ist bestimmt von unbedingter Wertschätzung, Achtsamkeit, Einfühlung und Echtheit in der Beziehungsgestaltung. Die folgenden exemplarischen Begriffe sollen zusätzlich zur Sensibilisierung und aktiven Auseinandersetzung in Praxis und Theorie motivieren.

UN-Behindertenrechtskonvention

„Zweck dieses Übereinkommens ist es, den vollen und gleichberechtigten Genuss aller Menschenrechte und Grundfreiheiten durch alle Menschen mit Behinderungen zu fördern, zu schützen und zu gewährleisten und die Achtung der ihnen innewohnenden Würde zu fördern. Zu den Menschen mit Behinderungen zählen Menschen, die langfristige körperliche, psychische, intellektuelle oder Sinnesbeeinträchtigungen haben, die sie in Wechselwirkung mit verschiedenen Barrieren an der vollen und wirksamen Teilhabe, gleichberechtigt mit anderen, an der Gesellschaft hindern können.“ (BMASGK 2016)

Die allgemeinen Grundsätze dieses Übereinkommens sind in Artikel 3 der UN-Konvention beschrieben:

- die Achtung der dem Menschen innewohnenden Würde, seiner individuellen Autonomie, einschließlich der Freiheit, eigene Entscheidungen zu treffen, sowie seiner Selbstbestimmung;
- die Nichtdiskriminierung;
- die volle und wirksame Teilhabe an der Gesellschaft und Inklusion in die Gesellschaft;
- die Achtung der Unterschiedlichkeit und die Akzeptanz von Menschen mit Behinderungen als Teil der menschlichen Vielfalt und der Menschheit;
- die Chancengleichheit;
- die Barrierefreiheit;
- die Gleichberechtigung von Mann und Frau;
- die Achtung vor den sich entwickelnden Fähigkeiten von Kindern mit Behinderungen und die Achtung ihres Rechts auf Wahrung ihrer Identität.

Lebensqualität

Laut WHO ist Lebensqualität „die subjektive Wahrnehmung einer Person über ihre Stellung im Leben in Relation zur Kultur und den Wertesystemen, in denen sie lebt und in Bezug auf ihre Ziele, Erwartungen, Standards und Anliegen.“[1] Dieser subjektivistische Ansatz der Lebensqualität besagt, dass nur die Einzelne ihre Lebensqualität definieren kann. Auch wenn in diesem Konzept notwendigerweise häufig eine objektivierbare Lebensqualität beschrieben wird, ist in der Praxis immer die Sicht und die Einschätzung der Einzelnen dazu zu beachten. Niemand hat das Recht, für Betroffene zu definieren, was für sie gut und qualitätsvoll ist oder sein soll.

Selbstbestimmung

Selbstbestimmt leben heißt, Kontrolle über das eigene Leben und Wahlmöglichkeit zwischen akzeptablen Alternativen zu haben, welche die Abhängigkeit von den Entscheidungen anderer bei der Bewältigung des Alltags minimiert. Selbstbestimmung schließt Selbstverantwortung mit ein, d.h. die Konsequenzen eigener Entscheidungen und eigenen Handelns anzunehmen und zu tragen. Selbstbestimmung kann aus verschiedensten Gründen nicht grenzenlos sein. Menschen empfinden ihr Leben aber weitgehend als selbstbestimmt, wenn sie im Rahmen ihrer Möglichkeiten wählen können. Mitarbeiter*innen unterstützen Klient*innen in Bezug auf deren Selbstbestimmung und bereiten gegebenenfalls realisierbare Wahlmöglichkeiten für sie auf. Grenzen, die durch Selbst- oder Fremdgefährdung entstehen, werden dabei von den Mitarbeiter*innen beachtet.

Gewaltprävention

„Gewalt ist jeglicher Akt, der einen anderen Menschen in seiner Entfaltung behindert und ihm dadurch schadet“.[2] Neben körperlichen Angriffen schließt diese Definition auch die Androhung körperlicher Angriffe, Aggression und Missbrauch auf psychischer und seelischer Ebene, sexuelle Übergriffe oder die Androhung sexueller Übergriffe, Vernachlässigung sowie Verhaltensweisen mit ein, die darauf abzielen, das Gegenüber zu beherrschen. Im wissenschaftlichen Sprachgebrauch hat sich der Begriff „Strukturelle Gewalt“ des Friedens- und Konfliktforschers Johan Galtung durchgesetzt: „Gewalt liegt dann vor, wenn Menschen so beeinflusst werden, dass ihre aktuelle somatische und geistige Verwirklichung geringer ist als ihre potenzielle Verwirklichung.“ (Galtung 1978, S. 9) Gewalt in diesem Verständnis geht also nicht zwingend von einer Person aus, die Gewalt ausübt. Auch eine Gesellschaft oder eine Institution kann nach der Definition von Galtung indirekt Gewalt ausüben. Gewalt hat somit nicht unbedingt mit einer bewussten Machtausübung einer Person zu tun. Jede Klientin, die sich subjektiv

---

[1] http://www.who.int/mental_health/media/68.pdf
[2] https://nanopdf.com/download/leitbild-gewalt_pdf

eingeschränkt fühlt, erlebt Gewalt unabhängig davon, welche Intention ein etwaiges Gegenüber hat.

Diversität

Der Begriff bedeutet grundsätzlich Vielfalt. Sobald man im sozialen Miteinander von Diversität spricht, ist die Vielfalt in Zusammenhang mit menschlichen Persönlichkeitsmerkmalen gemeint.

- Einige dieser Persönlichkeitsmerkmale lassen sich verändern und beeinflussen bzw. ändern sich im Lauf eines Lebens (zum Beispiel der Familienstand, der Bildungsgrad oder die Werthaltungen eines Menschen oder sein Lebensalter).
- Andere lassen sich nicht beeinflussen und ändern sich im Lauf eines Lebens auch nicht (z. B. die geografische Herkunft, Ethnizität oder Hautfarbe).
- Bei wieder anderen gibt es unterschiedliche Standpunkte: Wie sehr ist das Geschlecht biologisch bestimmt und wie weit ist es von außen (zum Beispiel durch das Miteinander, das Aufwachsen oder gesellschaftliche Rollenzuschreibungen) beeinflusst[3]?

Viele dieser Persönlichkeitsmerkmale sind mit bewussten – oder unbewussten – Bewertungen verbunden und können die Ursache unterschiedlicher Formen von Benachteiligung sein. Diversitätssensibles Miteinander möchte

- die unterschiedlichen Persönlichkeitsmerkmale als Möglichkeit und Chance (auch als Ressource, siehe dazu das folgende Kapitel) betrachten
- Gemeinsamkeiten betonen (also dem, was Menschen gemeinsam ist, mehr Aufmerksamkeit geben als dem, was sie vielleicht unterscheidet)
- damit ein vorurteilsfreies und wertschätzendes Miteinander ermöglichen.

Es geht in der Diversität also um Akzeptanz und vorurteilsfreien Umgang mit unterschiedlichen Persönlichkeitsmerkmalen. Das Ziel dabei ist, dass Menschen angenommen werden, wie sie sind, und dass sie an allen Bereichen des Lebens und an möglichst allen sozialen und anderen Aktivitäten teilhaben können, wenn sie dies möchten. Diversität bedeutet auch, für Ausgleich zu sorgen, wo Einschränkungen vorhanden sind. Dieser Ausgleich wiederum kann sich auf unterschiedliche Lebensbereiche beziehen. Einfach Beispiele dafür wären zum Beispiel die Benutzung einfacher Sprache, ebenso aber auch barrierefreie Umgebungsgestaltung.

---

3 https://genderforschung.kug.ac.at/diversitaet-gleichstellung/diversitaet/was-ist-diversitaet/ (26. 09. 2022).

2 Ressourcen – was ist das?

2.1 Ressourcen und Ressourcenorientierung in Pflege und Betreuung

Ebenso wichtig wie die **Bedürfnisse** eines Menschen sind seine **Ressourcen**. Ressourcen sind, vereinfacht gesagt, die unterschiedlichen „Quellen“, aus denen jemand schöpfen kann. Die Frage nach seinen Ressourcen ändert den gesamten Blick auf einen Menschen. Man fragt dann nicht mehr (nur): Was kann jemand nicht? Sondern auch: Was kann jemand (noch)? Oder: An welche (ungenutzten) Fähigkeiten kann man anknüpfen?

Welche Arten von Ressourcen gibt es?

- Es kann sich dabei um das handeln, **was jemand (noch) kann**.
- Beispiel: Jemand sitzt im Rollstuhl, kann aber Finger und Hände so gut bewegen, dass sie selbstständig einen Laptop bedienen kann.
- Es kann sich auch um ihre **Fähigkeiten** oder **Vorlieben** handeln, auch dann, wenn sie diese im Moment nicht ganz ausschöpft oder auslebt.
- Beispiel: Jemand liebt Tiere und kann gut mit ihnen umgehen. Das ist eine Ressource, die sie hat und die man nutzen könnte, zum Beispiel, um der Klientin ein Motiv zum Aufstehen zu geben.
- Es kann sich aber auch um **Hilfsmittel** handeln, ebenso um **andere Personen**.
- Wenn jemand mit Unterstützung oder in Anwesenheit ihrer Tochter gut und gerne isst, so ist auch die Unterstützung oder Anwesenheit der Tochter eine Ressource.
- Wenn jemand mit einer Krücke oder einem Rollstuhl mobil ist, dann ist die Krücke oder der Rollstuhl eine Ressource.

Warum muss man sich in der Pflege und Betreuung an den Ressourcen eines Menschen orientieren?

- Ressourcen können genutzt werden und die **Erfüllung persönlicher Bedürfnisse** erleichtern oder möglich machen (Beispiel: Jemand kann mit den Händen einen Laptop bedienen).
- Ressourcen können zeigen, **wie man jemanden am besten unterstützt** (Beispiel: Ein gehörloser Mensch kann Lippen lesen). Würde man diese Ressource *nicht* nutzen und sich mit diesem Menschen „mit Händen und Füßen“ verständigen, wäre die Unterstützung nicht bedürfnisgerecht.
- **Nicht genutzte Ressourcen können verloren gehen**. Besonders leicht geschieht das bei älteren Menschen.
- Darum ist man um **ressourcenorientierte** Pflege und Betreuung bemüht.

2.2 Erlernte Hilflosigkeit vermeiden

Menschen, die Pflege und Betreuung benötigen, können in eine **erlernte Hilflosigkeit** geraten. Das bedeutet, dass jemand Handlungen, die sie eigentlich selbst durchführen könnte, sozusagen „verlernt“. Beispiele dafür sind:

- Jemand übernimmt die Körperpflege nur teilweise selbst (wäscht z.B. das Gesicht, die Hände), obwohl sie es könnte, wird zuerst unsicherer dabei und „verlernt“ es schließlich ganz.
- Jemand isst und trinkt nicht selbst, obwohl sie es könnte, wird zuerst unsicherer dabei und „verlernt“ es schließlich ganz.
- Jemand denkt nie darüber nach, welcher Wochentag, welche Tageszeit usw. es ist (vgl. das Kapitel „Einschränkungen der Orientiertheit“) und wird auch nie danach gefragt. Nach einiger Zeit verliert sie das Zeitgefühl völlig und meint am Abend, es sei Mittag oder Morgen.

Für diese Art des „Verlernens“ sind bestimmte Gruppen von Menschen besonders anfällig:

- Menschen, die lange Zeit im Krankenhaus oder in einer Pflegeeinrichtung verbringen oder zu Hause auf Pflege und Betreuung angewiesen sind
- ältere Menschen
- Menschen, die eingeschränkt orientiert sind (vgl. Kap. D 1.1.1)

Dieses „Verlernen“ geschieht, wenn Handlungen einige Zeit lang nicht mehr ausgeübt werden. Das kann aus unterschiedlichen Gründen der Fall sein:

- Jemand möchte etwas nicht selbst tun, obwohl sie es kann, und bittet um Hilfe. Grund dafür ist vielleicht, dass sie Angst hat, z.B. vom Bett ins Bad zu gehen. Anstatt dass sie nun Unterstützung beim Gehen erhält, wird sie mit dem Rollstuhl ins Bad gebracht.
- Jemand könnte und möchte etwas selbst tun, aber sie hat nicht die nötige Zeit dazu. Besonders ältere Menschen brauchen mehr Zeit als jüngere, um sich auf eine Situation einzustellen. In der Fachsprache heißt das: Sie haben eine **verlängerte Adaptionszeit.** Es kann nun der Fall sein, dass Pflegende und Betreuende die Ressourcen der Klientin nicht sehen, sondern ihre Fähigkeiten unterschätzen. Darum wird die Pflegehandlung übernommen.
- Jemand könnte und möchte bei einer Pflegehandlung mithelfen, wird dabei aber überfordert. Aus Angst, etwas falsch zu machen oder zu langsam zu sein, unterlässt sie es.

Nutzt die Klientin ihre **Ressourcen** nicht, verliert sie diese, was zu Abhängigkeit und Hilflosigkeit führt. Hilflosigkeit, an die sich jemand „gewöhnt“ hat, nennt man **erlernte Hilflosigkeit**.
Vermeiden lässt sich das, indem man

- sich an den Ressourcen, an dem, was jemand kann, orientiert und weder unter- noch überfordert
- *und* der Klientin die *für sie nötige Zeit* gibt, sich an einzelnen Handlungen zu beteiligen.

2.3 Kommunikation und Ressourcenorientierung

Grundsätzlich geht es in der Kommunikation um Verständigung.
Häufig wird von *verbaler* („Worte“) und *nonverbaler* Kommunikation gesprochen. Dabei muss aber beachtet werden, dass *nonverbale* Kommunikation nicht nur Mimik, Gestik oder Körperhaltung meint, sondern zum Beispiel auch Satzmelodie, Wortbetonung oder Klangfarbe. So ist es möglich, ein und dasselbe Wort auf so unterschiedliche Arten auszusprechen, dass sich sogar die Bedeutung ändert.

Wichtig ist also, zu beachten, dass es in der Kommunikation

- darum geht, was mit Worten *gesagt* wird (verbale Kommunikation)
- darum geht, was *anders als mit Worten* (Zeichen, Gesten, Gesichtsausdruck) ausgedrückt wird (nonverbale Kommunikation)
- auch darum geht, *wie* das gesagt wird (auch: nonverbale Kommunikation)

Ressourcen spielen bei der Kommunikation mit Menschen, die man unterstützt, eine besondere Rolle. Sie müssen unbedingt einbezogen werden, und das aus zwei Gründen. Erstens, weil nicht genutzte Ressourcen verloren gehen können („use it or lose it“ – Benutze/tue es oder verliere es bzw. die Fähigkeit dazu). Zweitens, weil Kommunikation ein unverzichtbarer Teil jedes menschlichen Miteinanders ist, und Einschränkungen unterschiedliche Schwierigkeiten nach sich ziehen können. Erlebt jemand zum Beispiel wiederholt, sich nicht ausdrücken zu können, so kann das zum Rückzug führen, ebenso aber zu herausfordernden Verhaltensweisen (vgl. dazu Kap. A 3, Modelle und Konzepte, und hier Punkt 3.3).
Ein praktisches Beispiel dazu: Wenn jemand über die Fähigkeit Lippen zu lesen verfügt, in der Pflege und Betreuung aber nicht darauf geachtet wird, sondern man sich „mit Händen und Füßen“ verständigt, wäre eine wertvolle Ressource nicht genutzt.

Die Fähigkeit zur Kommunikation kann in unterschiedlicher Weise eingeschränkt sein. Möglich sind körperliche (also physische) Ursachen, z. B. hört oder sieht jemand schlecht, ist körperlich nicht in der Lage zu sprechen oder aber findet nicht die richtigen Worte bzw. versteht sie umgekehrt nicht.

- Einschränkungen des Sehvermögens können dazu führen, dass große Teile der nonverbalen Kommunikation nicht wahrgenommen werden.
- Einschränkungen des Hörvermögens können dazu führen, dass große Teile der verbalen Kommunikation nicht wahrgenommen werden.
- Einschränkungen des Sprach- oder Sprechvermögens[4] können dazu führen, dass jemand sich nicht ausdrücken kann.
- Einschränkungen der kognitiven Fähigkeiten (also die, die mit dem Denken, Lernen, Erinnern oder auch Wahrnehmen zusammenhängen) können außerdem dazu führen, dass etwas *inhaltlich* nicht erfasst wird.

In allen unterschiedlichen Modellen zur Kommunikation (vgl. Kap. A 3, und hier Punkt 3.3, z. B. die Unterstützte Kommunikation oder die Basale Stimulation®) ist es wichtig, die vorhandenen Ressourcen einzubeziehen, während die nicht vorhandenen kompensiert (also ausgeglichen) werden sollen, so weit das möglich ist.
Bei eingeschränktem Sehvermögen muss die Ressource des Hörens genutzt werden, bei eingeschränktem Hörvermögen die Ressource des Sehens. So wird, wenn jemand schlecht oder gar nicht sieht, mehr hörbar erklärt. Wenn jemand schlecht hört, wird beispielsweise etwas gezeigt.
Bei Einschränkungen des Sprach- oder Sprechvermögens kann jemand mit Hilfsmitteln kommunizieren (sehr einfach sind zum Beispiel Bildtafeln).

Besonders interessant ist auch eine Idee, die aus der Pflege und Betreuung älterer Menschen kommt (und auf Erwin Böhm zurückgeht). Es geht dabei darum, dass dort, wo Menschen sich mit Worten nicht ausdrücken können, weil sie die Worte *nicht verstehen* (kognitive Einschränkung), Pflege- und Betreuungspersonen auf etwas zurückzugreifen, das *auch ohne Worte auskommt*. Damit ist das gemeint, was Erwin Böhm ein *inneres, seelisches Motiv* nennt.
Was das ist, zeigt sich in der Lebensgeschichte eines Menschen (der Biografie), ebenso aber in dessen täglichem Verhalten.
Alles, was Menschen motiviert, was sie schätzen und mögen, ist eine wertvolle Ressource in der Kommunikation. Zwar gilt das immer, aber eben ganz besonders da, wo

---

4 Sprachvermögen meint hier, dass jemand in der Lage ist, Worte zu finden, Sprechvermögen meint, dass jemand motorisch (Muskulatur, Lippenbewegungen, Stimme) in der Lage ist, diese Worte sozusagen auszusprechen.

jemand Worte nicht versteht oder sich nicht ausdrücken kann, weil sie kognitiv dazu nicht in der Lage ist.

Hier bieten sich (je nach Lebensgeschichte) folgende Ressourcen an:

- Musik
- ein Tier halten und streicheln
- nonverbale Zeichen wie Lächeln (ein wohlwollender Gesichtsausdruck)
- vorsichtige Berührungen

(viele andere Beispiele sind möglich)

Das hat Ähnlichkeit mit dem Konzept der Basalen Stimulation® (vgl. wieder Kap. A 3, Punkt 3.3) Allerdings betont Erwin Böhm die Bedeutung der Lebensgeschichte (Biografie, vgl. hier Kap. A 3, und zwar Punkt 3.2).
Wenn man nun mit jemandem kommunizieren möchte, ihr also die Möglichkeit sich auszudrücken geben will (und dann versucht, sie zu verstehen und ihr zu antworten), muss immer zuerst beobachtet werden, was sie *kann* oder aus welchen Quellen sie noch schöpfen könnte (= Einbeziehen von Ressourcen). Das gilt für die körperlichen sowie für die kognitiven Anteile.

Wesentlich ist:

- Diese Ressourcen können ganz unterschiedlich sein – man erkennt sie durch genaue Beobachtung eines Menschen (und es gibt kein „Rezept", das für alle gilt).
- Jeder Mensch hat Ressourcen, ganz egal, wie viele Einschränkungen seines Seh- oder Hörvermögens oder seiner Kognition vorliegen.
- Werden Worte (kognitiv) nicht verstanden, muss man sich mit Ausdrucksformen behelfen, die auf der Ebene der Gefühle (Emotionen) angesiedelt sind – und über diese Ressource verfügt *jeder* Mensch.

Wichtig: Dieses Vorgehen kostet nicht viel Zeit, wenn man bedenkt, dass Nichtverstehen und die Folgen mangelnder Kommunikation möglicherweise zu Problemen führen (abgesehen vom Leidensdruck für die Betroffenen!), die sich durch gelingende Verständigung meist schon im Vorhinein vermeiden lassen.

2.4 Umgang mit den eigenen Ressourcen

Nicht nur Klient*innen, auch Pflegende und Betreuende haben Ressourcen. Das können unterschiedliche Fähigkeiten und Fertigkeiten sein (zum Beispiel fachliche Kompetenz, also fachliches Wissen und Können). Fähigkeiten beziehen sich zum Beispiel auf bestimmte Arten des Wissens oder der Situationsbewältigung, Fertigkeiten werden meist mit eher „handwerklichem" Können in Verbindung gebracht (zum Beispiel weiß jemand, wie ein Verband angelegt oder wie ein bestimmtes Hilfsmittel eingesetzt wird).

Außerdem gibt es die personellen Ressourcen, also die Menschen, die bereit sind, Pflege und Betreuung zu leisten. Hier wiederum kann es zu sehr belastenden Situationen kommen. Beispiele dafür sind ein fordernder Betreuungsschlüssel, weil zum Beispiel Pflege- oder Betreuungspersonen ausgefallen sind. Möglich ist aber auch, dass schwierige Betreuungsaufgaben sich wiederholen, dass es zum Beispiel Verhaltensauffälligkeiten von Klient*innen gibt, die neben fachlicher Kompetenz auch Geduld erfordern. Manche Situationen in der Pflege und Betreuung sind anstrengend und fordernd, was nicht immer verändert werden kann.

Gerade hier kommt der richtige Umgang mit den eigenen Ressourcen von Pflege- und Betreuungspersonen zum Tragen. Wichtig sind hier besonders folgende Punkte:

- Pflegende und Betreuende sollen auf eigene Grenzen achten und sich, wenn sie sich sehr belastet fühlen, Hilfe holen. Das kann ein Gespräch mit Kollegen oder Vorgesetzten sein, ebenso aber kann Supervision eingesetzt werden.
- Pflegende und Betreuende sollen sich eingestehen, dass sie auch Ekel oder Ungeduld empfinden können. Wichtig dabei ist, dass Klient*innen trotzdem optimal und einfühlend betreut werden, und das ist wieder nur möglich, wenn Pflegende und Betreuende sich darüber im Klaren sind, dass sie Belastung erleben und zeitweise auch Hilfe benötigen.
- Wichtig sind auch Rückzugsmöglichkeiten für Pflegende und Betreuende, denn niemand kann durchgehend Pflege und Betreuung leisten, ohne selbst einmal auf Abstand zur Situation zu gehen.
- Eine faire Aufteilung der Aufgaben im Team gehört ebenfalls zum guten Umgang mit eigenen Ressourcen, und häufig werden einzelne Situationen von Pflegenden und Betreuenden ganz unterschiedlich belastend erlebt. Günstig wäre natürlich eine entsprechende Einteilung und – wenn es Situationen gibt, die alle gleichermaßen belasten – schon im Vorfeld Abwechslung bei der Einteilung der Pflegenden und Betreuenden.

3 Modelle und Konzepte

3.1 ATLs, AEDLs, Domänen – was ist das?

Es handelt sich dabei um sogenannte **Bedürfnismodelle** der Pflege. Ziel dieser Modelle ist es, alle Bereiche zu erfassen, die das menschliche Dasein ausmachen, um alle – möglichen – Bedürfnisse in diesen Bereichen erkennen zu können.

Das Modell der sogenannten **ATLs (Aktivitäten des täglichen Lebens)** stammt von Sr. Liliane Juchli. Es wurde von Monika Krohwinkel erweitert und heißt dort Modell der **AEDLs (Aktivitäten und existentielle Erfahrungen des Lebens)**. Mit „Aktivitäten" sind Handlungen und Tätigkeiten gemeint (z.B. sich bewegen, essen und trinken etc.), mit „existentiellen Erfahrungen" alle Erfahrungen, die das menschliche Leben mit sich bringt (z.B. in Gemeinschaft zu sein, Freude oder Trauer zu empfinden etc.).

Im Rahmen von Pflege und Betreuung orientiert man sich oft an beiden Modellen, sehr häufig kommt aber das Modell der **AEDLs** in der Ausbildung in der Langzeitpflege und partiell in Ausbildungen der Sozialbetreuungsberufe zum Einsatz. Daher orientiert sich dieses Buch in seiner Struktur entlang dieses Modells. Je nach **Setting** der Pflege und Betreuung kommt den einzelnen Bereichen des Modells unterschiedliche Bedeutung zu. So spielen in Tageszentren oder Wohnbereichen andere Themen eine wichtige Rolle als im Krankenhaus (= der Akutpflege). Neben Bedürfnismodellen kommen in der Praxis auch andere Modelle zum Einsatz, wie z.B. Beziehungsmodelle oder Modelle aus dem Bereich der Sozialpädagogik.

Die 13 **AEDLs** nach Monika Krohwinkel sind (dazu seien jeweils einige Beispiele genannt):

Kommunizieren können:
z.B. Verständigung durch Sprache und/oder Sinne (hören, sehen, verstehen, wahrnehmen), sich erinnern oder orientieren können

Sich bewegen können:
z.B. Fortbewegung, Bewegen von Teilen des Körpers, Wechseln oder Einnehmen von gewünschten Positionen/Lagen, Einsetzen von Hilfsmitteln zur Bewegung, Fortbewegung, Positionsunterstützung

Vitale Funktionen des Lebens aufrechterhalten können:
z. B. Körpertemperatur, Atmung, Herzschlag und -frequenz, Regulation des Blutzuckerspiegels

Sich pflegen können:
z. B. Pflege des Körpers und damit von z. B. Haut, Haaren, Augen, Nase, Ohren, Nägeln, Intimbereich

Essen und trinken können beinhaltet:
Aufnahme von Nahrung und Getränken

Ausscheiden können beinhaltet:
Ausscheiden von Harn und Stuhl

Sich kleiden können beinhaltet:
An- und Ausziehen und Tragen von passender, den Bedürfnissen entsprechender Kleidung

Ruhen und schlafen können beinhaltet:
Leben eines bedürfnisgerechten Wach-Schlaf-Rhythmus, Wechsel zwischen Aktivität und Ruhe, Ein-, Durch- und Ausschlafen, gewohnte Rituale leben können

Sich beschäftigen können beinhaltet:
Tätigkeiten nachgehen können, die Befriedigung verschaffen, Spiel, Beschäftigung, Unterhaltung, sich gebraucht fühlen können

Sich als Mann und Frau fühlen können:
z. B. die Geschlechterrolle leben können, sich in dieser Rolle akzeptiert fühlen können, Intimsphäre haben können

Für eine sichere Umgebung sorgen können:
z. B. vor Unfällen, Verletzungen, Stürzen sicher zu sein

Soziale Bereiche des Lebens sichern können:
z. B. Kontakte haben können, Beziehungen aufnehmen und erhalten können

Mit existenziellen Erfahrungen des Lebens umgehen können:
z. B. mit fördernden, aber auch gefährdenden Erfahrungen umgehen können (z. B. Freude, Trauer, Gemeinschaft, Alleinsein, Schmerz)

Wenn in Einrichtungen mit **POP®** (**P**raxis**o**rientierter **P**flegediagnostik) gearbeitet wird, haben die dort verwendeten **Domänen** mit ihren **Klassen** (das sind weitere Unterkategorien) eine ähnliche Funktion wie die AEDLs.

Ähnlich wie die Domänen bei POP® sehen die Domänen (Bereiche) nach **NANDA** (**N**orth **A**merican **N**ursing **D**iagnosis **A**ssociation = Begründerin des gleichnamigen Systems zur Pflegediagnostik) aus, wobei bei POP® aber die Ressourcen der Klientin eine größere Rolle spielen.
Grundsätzlich sorgen Menschen bzw. sorgt der Körper selbst dafür, dass die unterschiedlichen Bedürfnisse erfüllt bzw. die unterschiedlichen Funktionen aufrechterhalten werden. Man kommuniziert, bewegt sich (fort), der Körper reguliert z.B. durch Schwitzen den Wärmehaushalt oder deckt durch gesteigerte Atemfrequenz beim Sport den erhöhten Sauerstoffbedarf ab.
Ist jemand aufgrund von Krankheit oder bestimmten Körpervorgängen (z.B. Altern) oder einer bestimmten Situation (z.B. Krisen, psychische Ausnahmezustände) nicht mehr dazu in der Lage, sorgen Pflege und Betreuung (neben verschiedenen Formen von Therapie, z.B. medizinischer Behandlung) dafür, dass die erforderlichen Hilfestellungen gegeben werden.
Diese Hilfestellungen können völlig unterschiedlich aussehen (das ist abhängig von Bedürfnissen und Ressourcen der Klientin). Das Spektrum reicht von **Anleitung und Unterstützung** (und damit „Hilfe zur Selbsthilfe") bis hin zur völligen **Übernahme einer Aktivität** durch Pflege und Betreuung.

3.2 Biografiearbeit als Teil der ganzheitlichen Sichtweise in Pflege und Betreuung

Eine Anmerkung zum Folgenden: Die Biografiearbeit war zu Beginn ihrer Adaptierung an die Bedarfe der Pflege vorrangig für die Arbeit mit älteren Menschen gedacht. Selbstverständlich findet sie aber in der Unterstützung und Betreuung von Menschen aller Altersgruppen Anwendung, und wo immer Menschen Unterstützung benötigen, können einzelne Maßnahmen nicht ohne Einbezug der Lebensweise (bzw. -geschichte) eines Menschen geplant und durchgeführt werden.

Welche körperlichen, seelischen, sozialen und spirituellen Bedürfnisse ein Mensch, der Pflege und Betreuung benötigt, hat, hängt damit zusammen,

- wie sie im Moment lebt und
- wie sie gelebt hat, bevor Pflege und Betreuung notwendig geworden sind.

Beispiele dafür sind:
- Jemand, der ihr Leben lang gerne Sport betrieben hat, leidet unter Bettlägerigkeit oder unter auftretendem Unterstützungsbedarf vielleicht stärker als jemand, der sich nie gerne bewegt hat.
- Jemandem, der in ihrer Jugend nach dem Krieg Hunger gelitten hat, fällt es vielleicht sehr schwer, verdorbene Lebensmittel wegzuwerfen.
- Jemand, der auf den Rollstuhl angewiesen ist, möchte vielleicht immer viele Lebensmittel zu Hause haben, da sie sich damit sicherer fühlt.
- Jemand, der als Bäckerin gearbeitet hat, steht vielleicht gerne früh auf, weil sie es gewohnt ist.
- Jemand, der ihr Leben lang Haustiere gehalten hat, wird sich vielleicht besonders freuen, wenn ein Therapiehund auf „Besuch“ kommt.
- Jemand, der sich ihr Leben lang am liebsten geduscht hat, zieht vielleicht auch im Pflegeheim die Dusche einem Vollbad vor.

Wenn man die Lebensgeschichte eines Menschen kennt, kann man auf seine Bedürfnisse besser eingehen. Darum wird auch im Rahmen von Pflege und Betreuung Wert darauf gelegt, die Lebensgeschichte eines Menschen zu erfahren und sie, soweit es geht, einzubeziehen. Die Lebensgeschichte nennt man auch **Biografie**. Erzählt die Person sie selbst, handelt es sich um eine sogenannte *Eigenbiografie*, erzählt sie jemand anders, handelt es sich um eine sogenannte *Fremdbiografie*.

Es gibt unterschiedliche Methoden, die Biografie eines Menschen zu erheben, sie zu interpretieren und daraus Pflegehandlungen oder Betreuungsmöglichkeiten abzuleiten, die auf ihn persönlich zugeschnitten sind. Die Einbeziehung der Biografie in die Arbeit mit Menschen nennt man **Biografiearbeit**. Pflege und Betreuung sind heute ohne Biografiearbeit nicht mehr denkbar. Dennoch müssen die aktuellen Bedürfnisse und Bedarfe immer im Kontext der aktuellen Situation der Klient*innen reflektiert werden. Etwas, was in der Vergangenheit gut und wichtig war, kann im Hier und Jetzt unpassend oder unangenehm sein. Insbesondere Interpretationen aufgrund von Fremdbiografien sollten kritisch hinterfragt werden.

Biografiearbeit kann helfen
- das Verhalten eines Menschen zu **verstehen** und
- Pflege und Betreuung nach diesen **persönlichen Bedürfnissen** zu gestalten.

3.3 Weitere ausgewählte Konzepte in Pflege und Betreuung

Es gibt im Bereich Pflege und Betreuung eine Vielzahl von Konzepten und Methoden (z.B. Validation, Gewaltfreie Kommunikation), die in diesem Buch nicht explizit erwähnt sind. Wie auch die zuvor beschriebene Biografiearbeit werden Konzepte nicht dogmatisch in der Praxis angewendet. Die Auswahl, Implementierung und Maßnahmenableitung in der Praxis orientieren sich jedenfalls am aktuellen Bedürfnis und Bedarf des individuellen Menschen.

Basale Stimulation®

Das Konzept der Basalen Stimulation® (von lat. basal = grundlegend, stimulatio = Anregung, Anreiz) wurde Mitte der 70er-Jahre von dem Sonderpädagogen Prof. Andreas Fröhlich gemeinsam mit seinen Kollegen im Rahmen eines Schulversuches entwickelt. Später integrierte Christel Bienstein in Zusammenarbeit mit Fröhlich die Basale Stimulation® in die Pflege, wo sie seit Mitte der 80er-Jahre eingesetzt wird. Die Methode wurde entwickelt, um für Menschen mit mehrfachen Behinderungen und Wahrnehmungsbeeinträchtigungen gezielte Entwicklungsmöglichkeiten hinsichtlich ihrer Körperwahrnehmung und Wahrnehmung ihrer Umgebung zu bieten. Basale Stimulation® bietet die Möglichkeit, die Umwelt gefiltert zu erfassen und so eine neue Erfahrungswelt zu eröffnen und zu entdecken. Sie hat ihren festen Platz in der Betreuung und Begleitung von Menschen mit hohem Unterstützungsbedarf. Mit Basaler Stimulation® kann über Bewegung, körpernahes Arbeiten und körpernahe Kommunikation Zugang zum eigenen Körper, zur Umgebung und zu Mitmenschen im Alltag ermöglicht werden.

Kinästhetik

Kinästhetik beschreibt, analysiert und vermittelt die Aspekte der Bewegung als grundlegende Voraussetzungen für jede menschliche Funktion. Der Begriff Kinästhetik bedeutet „Lehre von der Bewegungsempfindung". Er ist eine Ableitung des Wortes Kinästhesie (Bewegungsempfindung) und basiert auf den griechischen Wörtern kinesis (Bewegung) und aisthesis (Empfindung). Die MH Kinaesthetics® als ein Vertreter im Bereich der Kinästhetik basiert auf Forschungsergebnissen der Verhaltenskybernetik, auf der Feldenkraismethode und auf Erkenntnissen aus dem modernen Tanz und wurde von Dr. Frank Hatch und Dr. Lenny Maietta, USA, in den 80er-Jahren eingeleitet und in Zusammenarbeit mit Pflegenden und Personen aus dem Bereich der Pädagogik weiterentwickelt.

Unterstützte Kommunikation

Als Unterstützte Kommunikation werden alle Hilfen bezeichnet, die Personen ohne oder mit erheblich eingeschränkter Lautsprache zur Verständigung angeboten werden. Im englischsprachigen Raum hat sich die Bezeichnung AAC (augmentative and alternative communication) durchgesetzt. In Anlehnung an diese Bezeichnung kann auch bei Unterstützter Kommunikation in Angebote, die alternativ zur Lautsprache oder solchen, die ergänzend zur Lautsprache eingesetzt werden, unterschieden werden. Unterstützte Kommunikation umfasst körpereigene Kommunikationsformen (Lautieren, Gebärden, Mimik, Atmung ...), nicht elektronische Kommunikationshilfen (Bilder, Symbole ...), elektronische Kommunikationshilfen (sprechende Tasten, Computer ...) und konzeptionelle Überlegungen (TEACHH, PECS ...).
Menschen mit schwerer Behinderung sind im Gebrauch und Verständnis der sonst im Alltag üblichen kommunikativen Mittel, wie z.B. lautsprachliche Verständigung, Mimik, Motorik oder kognitive Fähigkeiten, meist stark eingeschränkt. Das Zustandekommen dialogischer und kommunikativer Prozesse unter diesen erschwerten Voraussetzungen erfordert eine hohe Anpassungsleistung in der Interaktion, die vor allem anfangs durch die Betreuer*innen erbracht werden muss. Hier wird gemeinsam mit den Betroffenen eine individuell verständliche und gut anwendbare Kommunikation unter Einbeziehung aller Wahrnehmungsebenen entwickelt.

Deeskalation

Deeskalation ist eine Maßnahme, welche die Entstehung oder die Steigerung von Gewalt und Aggression erfolgreich verhindern und Menschen Handlungsfähigkeit und Handlungsalternativen bieten kann. Ziel ist die Vermeidung von aggressions- und gewaltbedingten psychischen oder physischen Beeinträchtigungen oder Verletzungen eines Menschen. Somit stellt die Deeskalation eine dauerhafte Arbeitsgrundhaltung dar. Die Ursachen von „herausfordernden Verhaltensweisen“ sind sehr unterschiedlich und reichen von Unter- bzw. Überforderung, einer oft massiven Einschränkung in der Kommunikation, Reizarmut oder Reizüberflutung oder auch einer erhöhten Reizempfindlichkeit, biografischen Erlebnissen, psychiatrischen Diagnosen, emotionalen Problemen, angelernten Verhaltensweisen und Coping-Strategien bis zu körperlichen Ursachen wie z.B. Schmerzen. Menschen mit kognitiven Beeinträchtigungen und mehrfachen Behinderungen sind oft in mehreren Bereichen stark eingeschränkt und verfügen meist über ein sehr eingeschränktes Handlungsrepertoire zur Krisenbewältigung.
Eine „leise“, gegen sich selbst gerichtete Aggression, welche sich mitunter in Rückzug, Schweigen oder stereotypen Verhaltensweisen äußert, springt oft nicht sofort ins Auge, wohingegen die „laute“, gegen andere Menschen oder Gegenstände gerichtete Aggression „hörbarer“ ist und auch schneller als Thema erkannt wird und zu Belastungen führt. Beide Formen können ähnliche Ursachen haben, beiden liegen ähnliche innerpsychische Prozesse zugrunde. Beiden gebührt dieselbe Aufmerksamkeit.

Deeskalation beginnt damit, Gewalt und Aggressionen nicht zu tabuisieren und totzuschweigen, sondern sie zum Thema zu machen und offen ins Gespräch und damit ins Bewusstsein aller Beteiligten zu bringen. In der Deeskalation steht die Ursachenforschung, also die Bereitschaft nach dem Bedürfnis zu fragen, das hinter dem Verhalten steht, immer vor dem konkreten Handeln. Das Einbringen von Methoden und Techniken der Prävention und Deeskalation (z.B. verbale Deeskalation, schonende Impulssetzung, Haltetechniken ...) ist Teil eines auf die jeweilige Klientin angepassten Deeskalationsmanagements.

Salutogenese

Laut dem Soziologen Aaron Antonovsky gibt es nicht nur zwei Zustände (gesund und krank), sondern ein Kontinuum von Gesundheit und Krankheit, d.h. kranke Menschen sind immer auch mehr oder weniger gesund. Es ist eine Illusion, alle Ursachen von Krankheiten erkennen und damit verhindern zu wollen. Leben bedeutet im Ungleichgewicht sein, denn auch Krankheit und Tod gehören zum Leben. In der Salutogenese wird nach den Faktoren gefragt, die eine bestimmte Position auf dem Gesundheitskontinuum erhalten oder in Richtung Gesundheit bewegen können, z.B. welche Ressourcen stehen einer Person bei der Bewältigung von Stressoren zur Verfügung?
Die zentrale Kraft zur Bewältigung von Spannungen und Stressoren ist ein durchgehendes und überdauerndes Gefühl der Zuversicht und des Vertrauens, dass

- alltägliche Ereignisse vorhersehbar und verstehbar sind (Verstehbarkeit),
- Anforderungen mit den verfügbaren Ressourcen bewältigbar sind (Bewältigbarkeit),
- Anforderungen als Herausforderungen verstanden werden, für die es sich lohnt sich einzusetzen (Sinnhaftigkeit).

Gesundheitsförderung

Die Definition der Gesundheitsförderung in der Ottawa-Charta der WHO lautet: „Gesundheitsförderung zielt auf einen Prozess, allen Menschen ein höheres Maß an Selbstbestimmung über ihre Gesundheit zu ermöglichen und sie damit zur Stärkung ihrer Gesundheit zu befähigen. Um ein umfassendes körperliches, seelisches und soziales Wohlbefinden zu erlangen, ist es notwendig, dass sowohl Einzelne als auch Gruppen ihre Bedürfnisse befriedigen, ihre Wünsche und Hoffnungen wahrnehmen und verwirklichen sowie ihre Umwelt meistern bzw. verändern können. In diesem Sinne ist die Gesundheit als ein wesentlicher Bestandteil des alltäglichen Lebens zu verstehen und nicht als vorrangiges Lebensziel. Gesundheit steht für ein positives Konzept, das in gleicher Weise die Bedeutung sozialer und individueller Ressourcen für die Gesundheit betont wie die körperlichen Fähigkeiten.“[5]

---

5 http://www.euro.who.int/_data/assets/pdf_file/0006/129534/Ottawa_Charter_G.pdf

B Der Pflegeprozess

Nach Beschäftigung mit diesem Kapitel sollen Sie ...

... die Schritte des Pflegeprozesses grob beschreiben und erklären können, welche Rolle die Unterstützung bei der Basisversorgung im Pflegeprozess spielt

1 Der Pflegeprozess und die Rolle der Unterstützung bei der Basisversorgung

1.1 Der Pflegeprozess

Zentrale pflegerische Kernkompetenz (§ 14 GuKG) ist die Erhebung des Pflegebedarfes sowie Beurteilung der Pflegeabhängigkeit, die Diagnostik, Planung, Organisation, Durchführung, Kontrolle und Evaluation aller pflegerischen Maßnahmen.

Unter Pflegeplanung wird der *kognitive* Planungsprozess verstanden. Dieser basiert auf der Fähigkeit des kritischen Denkens und findet immer statt, ungeachtet dessen, ob alle Schritte des Pflegeprozesses im schriftlich festgelegten Pflegeplan abgebildet werden. (Arbeitshilfe Pflegedokumentation GÖG 2017)

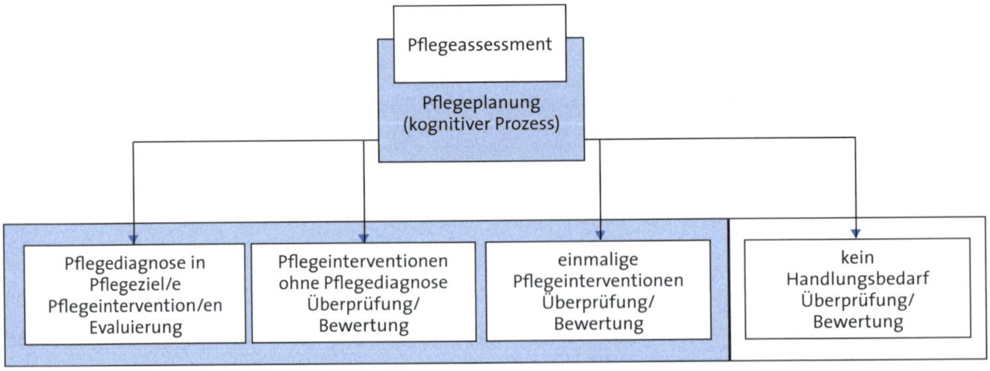

Quelle und Darstellung: GÖG 2016

Abbildung 1: Pflegeplanung und Pflegeplan

Professionelle Pflege erfolgt also nicht „beliebig", sondern orientiert sich am sogenannten Pflegeprozess, der das Handeln in einzelne Schritte unterteilt. Dieser wurde in den 1950er-Jahren in den USA entwickelt und ab den 1980er-Jahren auch im deutschsprachigen Raum verbreitet (Leoni-Scheiber 2004, S. 18). Das Vorgehen nach den Schritten des Pflegeprozesses gewährleistet unter anderem, dass Entscheidungsfindungen und Handlungsabläufe in der Pflege **strukturiert** ablaufen, und dass sie **transparent**, also nachvollziehbar sind. Auf dieser Grundlage kann die Qualität der Pflege überprüft und gegebenenfalls verbessert werden.

Die nachfolgende Beschreibung der Schritte des Pflegeprozesses – Pflegeassessment, Pflegediagnostik, Festlegen der Pflegeziele, Planung von Pflegeinterventionen, Durchführen von Pflegeinterventionen und Beurteilung der Ergebnisse (Evaluierung) – fasst wesentliche Inhalte der einzelnen Schritte der Arbeitshilfe Pflegedokumentation des GÖG (2017) zusammen:

Pflegeassessment

Assessment bedeutet generell: beurteilen, bewerten, einschätzen. Der zentrale Zweck von Assessments ist der systematische und umfassende Informationserwerb, anhand dessen eine Situation eingeschätzt werden kann. Pflegeassessments (das sind Erstassessments, Reassessments und fokussierte Assessments) können aus mehreren Teilen bestehen und mithilfe verschiedener Instrumente stattfinden. Assessments liefern Daten zur informationsbasierten Entscheidungsfindung. Die Ergebnisse daraus sind handlungsleitend und bilden die Basis für den pflegediagnostischen Prozess.
Inhalt und Umfang des Assessments orientieren sich an der individuellen/persönlichen Pflege- und/oder auch medizinischen Situation. Dieser Schritt beinhaltet die Einschätzung des Ist-Zustands inklusive Risiken, vorhandenen Ressourcen, individuellen Verhaltensweisen, Bedürfnissen und Beeinträchtigungen im Bereich der Lebensaktivitäten, Ängsten, Sorgen und Wünschen bzw. Gewohnheiten; die pflegerische Beurteilung des körperlichen und/oder kognitiven Zustandes, der psychischen Situation und des sozialen Umfeldes sowie die Pflegevorgeschichte (Pflegeanamnese). Eine Risikoeinschätzung ist erforderlich, in welchem Umfang, hängt vom jeweiligen Zustand der Klientin ab und liegt im Ermessen der jeweiligen Fachexpertise. Festgestellte Risiken sind zu dokumentieren.
Bei mangelnder oder fehlender Auskunftsfähigkeit von Klient*innen können Informationen auch von An- und Zugehörigen bzw. unter Berücksichtigung sekundärer Daten erhoben werden. Der Umfang der gesammelten Daten hängt von der geplanten bzw. absehbaren pflegerischen Beziehung ab.

Pflegediagnostik

Im Rahmen der Pflegediagnostik werden die relevanten Daten aus dem Assessment mit dem vorhandenen (Fach-)Wissen und der spezifischen Situation von Klient*innen in Beziehung gesetzt, geordnet und individuell beurteilt. Daraus leiten sich gegebenenfalls Pflegediagnosen und/oder Pflegeinterventionen ab.

In der Literatur liegen zahlreiche Definitionen von Pflegediagnosen vor. Im deutschsprachigen Raum sind Definitionen nach NANDA-I®, ICNP®, POP®, ENP® und DiZiMa® gängig. In der Pflegefachwelt besteht über die formale Beschreibung von Pflegediagnosen kein Konsens. Nach dem ISO-Referenzmodell für Pflegeterminologie wäre eine Pflegediagnose mit der Darstellung des Fokus und dessen Bewertung ausreichend detailliert beschrieben. In Österreich werden Pflegediagnosen häufig aus der Beschreibung des Problems, den zugrunde liegenden Ursachen (Ätiologie) bzw. Risikofaktoren und den typischen Symptomen konstruiert. Hinzu kommen die Ressourcen. Die Empfehlung für die Mindestanforderungen an das Formulieren von Pflegediagnosen ist daher: Pflegediagnose-Titel (beinhaltet eine Beurteilung) mit den Risikofaktoren bzw. Symptomen. Sind die Ursachen bekannt, müssen sie angeführt werden.

Allen Definitionen gemeinsam ist, dass Pflegediagnosen das Ergebnis einer systematischen Beurteilung/Einschätzung pflegerelevanter Zustände eines Individuums, einer Familie oder einer Gemeinde/Gemeinschaft sind, das systematisch/theoriegeleitet verschriftlicht wird. In der Pflegediagnose wird die Richtung der Pflegeinterventionen vorgegeben. Daher beziehen sich Pflegediagnosen auf pflegerelevante Aspekte, die der Aufrechterhaltung, der Verbesserung und der Wiederherstellung des Gesundheitszustandes bzw. der Lebensqualität oder der Gesundheitsförderung dienen oder zur Linderung von Symptomen beitragen.

Liegt im Rahmen des Aufenthalts/der Betreuungsdauer kein pflegerisch zu beeinflussendes Problem bzw. kein pflegerischer Förderungsbedarf vor, werden KEINE Pflegediagnosen gestellt. Medizinische Diagnose bzw. Therapie allein führt nicht zwingend zu einer Pflegediagnose. Generelle Risiken, die durch die Anwendung allgemeiner Standards/Leitlinien/SOP abgedeckt werden, erfordern keine Pflegediagnose.

Pflegediagnosen sind also nicht zwingend für alle Pflegeinterventionen notwendig, dies gilt insbesondere für

- Pflegeinterventionen, die sich primär aus der Folge der medizinischen Behandlung bzw. der multiprofessionellen Versorgung ergeben (z. B. post-operative Unterstützung bei der Körperpflege oder bei der Ausscheidung);
- entwicklungsphysiologisch bedingte Pflege (z. B. Baden eines Säuglings, Menschen mit Behinderungen);
- einmalige Pflegeinterventionen;
- Pflegesituationen, die im Rahmen des Aufenthaltes/der Betreuung nicht beeinflussbar sind;

generelle Risiken.

Pflegeziele

Pflegeziele sind bewertbare Zustände, Verhaltensweisen, Wahrnehmungen, Fähigkeiten oder Wissen von Klient*innen zu einem bestimmten Zeitpunkt in der Zukunft. Diese Zustände sollen durch pflegerische Interventionen und innerhalb der erwarteten/geschätzten Aufenthalts-/Betreuungsdauer erreicht werden. Pflegediagnosen bilden den gegenwärtigen, Pflegeziele den beabsichtigten Zustand ab. Daher stehen sie immer miteinander in Zusammenhang. Das Ziel wird vor der Beschreibung der dazu notwendigen Interventionen formuliert. Ziele sind der Maßstab, um die Wirksamkeit der durchgeführten Interventionen zu beurteilen.
Die Ziele können sich auf das Erhalten, Verbessern, Fördern des Gesundheitszustandes bzw. der Lebensqualität sowie das Bewältigen von Pflegebedürftigkeit oder Krankheit beziehen. Sie geben damit die Richtung der Pflege vor.
Folgende Anforderungen gelten für ein korrekt formuliertes Pflegeziel:

- Passend: auf die Pflegediagnose bezogen
- Klientenorientiert: sie werden, abhängig von der Klientensituation, mit Klient*innen vereinbart
- Erreichbar: für die Klientin
- Bewertbar: enthält eine Zeitangabe, bis wann es erreicht sein bzw. evaluiert werden soll, sowie eine präzise Beschreibung des bis dahin erreichten Zustandes.

Pflegeintervention

Unter Pflegeinterventionen werden Handlungen verstanden, die im Verantwortungsbereich des gehobenen Dienstes für Gesundheits- und Krankenpflege liegen. Im schriftlichen Pflegeplan festgehaltene Pflegeinterventionen sind für alle Pflegepersonen verbindlich. Dadurch wird die Kontinuität der Pflege gewährleistet und gilt, bis die sich veränderte Klientensituation eine neue Beurteilung und Planung notwendig macht. In Abhängigkeit vom Komplexitätsgrad der Pflegeintervention und/oder Pflegesituation werden Interventionen vom gehobenen Dienst für GuK selbst durchgeführt oder entsprechend der rechtlichen und fachlichen Grundlagen übertragen bzw. delegiert.
Da ärztlich angeordnete Maßnahmen und Tätigkeiten nicht dem Pflegeprozess unterliegen, sind sie nicht im schriftlichen Pflegeplan enthalten. Die Durchführung der Maßnahmen ist aber an einer anderen Stelle (z.B. Therapie-, Fieberkurve, Durchführungsnachweis) zu dokumentieren.

Evaluation

Die Evaluation ist die systematische Bewertung und Überprüfung der Zielerreichung. Es wird das geplante Pflegeziel (Soll) mit dem Pflegeergebnis (Ist) verglichen und bewertet. Die geplanten wiederkehrenden Pflegeinterventionen werden auf ihre Aktu-

alität, Angemessenheit und Wirksamkeit überprüft und gegebenenfalls angepasst. Evaluiert wird zum festgelegten Evaluationszeitpunkt, aber auch bei Veränderung des Pflegezustandes oder bei Beendigung des Betreuungsverhältnisses.
Um eine Entscheidung treffen zu können, müssen die Ursachen der unvollständigen Zielerreichung herausgefunden werden, dies geschieht im Rahmen der Ursachenanalyse. Dort werden jene Faktoren geklärt, die Einfluss auf die Zielerreichung haben, und Konsequenzen abgeleitet.

1.2 Die Rolle der UBV im Pflegeprozess

Die Erstellung von Pflegeanamnese, Pflegediagnostik, Planung und Evaluation der Pflege obliegt grundsätzlich dem gehobenen Dienst in der Gesundheits- und Krankenpflege, also der DGKP (Diplomierte Gesundheits- und Krankenpflegeperson).
Pflegerische Vorbehaltstätigkeit bedeutet, dass es sich um eine Tätigkeit handelt, die entsprechendes fachliches Wissen voraussetzt und originär von DGKP durchgeführt wird. Die Umstände des Einzelfalls (Einzelfall = die Klientin) können bewirken, dass die gleiche Tätigkeit als Laientätigkeit oder aber als pflegerische Vorbehaltstätigkeit zu qualifizieren ist und dann nach Einschätzung dieser entsprechend der Komplexität der Situation von diesen selbst durchgeführt oder delegiert bzw. subdelegiert werden kann.

Bei **Tätigkeiten der Unterstützung bei der Basisversorgung** handelt es sich um die Unterstützung des betreuten Menschen bei den Aktivitäten des täglichen Lebens. Die erfolgreiche Absolvierung des Ausbildungsmoduls „Unterstützung bei der Basisversorgung" berechtigt Sozialbetreuungsberufe zur Durchführung nachstehender Tätigkeiten: Unterstützung bei der Körperpflege, beim An- und Auskleiden, bei der Nahrungs- und Flüssigkeitsaufnahme, im Zusammenhang mit Ausscheidungen, Förderung der Bewegungsfähigkeit, Unterstützung bei der Positionierung sowie bei der Einnahme und Anwendung von Arzneimitteln. Durchgeführte Maßnahmen werden dokumentiert (siehe Kap. C 3).

Eine weitere, wesentliche Rolle spielt jede, die in der UBV tätig ist, indem sie **Beobachtungen** macht. Das wird durch die direkte Interaktion und den nahen Kontakt mit Klient*innen möglich. Beobachtungen liefern wichtige **Informationen**. Sie müssen darum unbedingt umgehend weitergeleitet und auch dokumentiert werden. Das betrifft insbesondere **Veränderungen**, **außergewöhnliche Vorfälle**, **Auffälligkeiten** und selbstverständlich alles, was auf einen **Notfall** hinweisen könnte.

2 Besonderheiten in Einrichtungen der Behindertenhilfe

2.1 Multiprofessionelle Zusammenarbeit

Neben Mitarbeiter*innen z.B. mit Studium und Ausbildung in Bildungswissenschaften, Sozialer Arbeit, Sozialpädagogik, Pflege und anderen Quellberufen sind großteils Sozialbetreuer*innen mit den Ausbildungsschwerpunkten BB (Behindertenbegleitung) und BA (Behindertenarbeit) in Einrichtungen der Behindertenhilfe tätig. Die Hauptgruppe der Mitarbeiter*innen, Fach- und Diplom-Sozialbetreuer*innen sind ausgebildete Fachkräfte für die Mitgestaltung der Lebenswelt von Menschen, die aufgrund von Alter, Behinderung oder einer anderen schwierigen Lebenslage in ihrer Lebensgestaltung benachteiligt sind. Sie verfügen über umfängliches Wissen um die vielfältigen Aspekte eines Lebens mit Benachteiligung und können eine breite Palette an Möglichkeiten der Begleitung, Unterstützung und Hilfe realisieren, und zwar in allen Fragen der Daseinsgestaltung, von Alltagsbewältigung bis hin zu Sinnfindung. Insbesondere Diplom-Sozialbetreuer*innen können über die unmittelbaren Betreuungsaufgaben hinausgehend konzeptionelle und planerische Aufgaben betreffend die Gestaltung der Betreuungsarbeit wahrnehmen.
Herausforderungen durch die Bedürfnisse von Menschen mit hohem Unterstützungsbedarf entstehen nicht zuletzt auch in der Betreuung von Menschen mit schweren und mehrfachen Behinderungen (Körperbehinderungen, Sinnesbehinderungen, Epilepsie, chronische Erkrankungen), Menschen mit Lernbehinderungen und herausfordernden Verhaltensweisen (Hyperaktivität, Autismus, Auto- und Fremdaggressionen, anhaltendes Schreien, Handlungszwänge) sowie Menschen mit Lernschwierigkeiten und zusätzlichen psychischen Erkrankungen. Die sich daraus ergebenden komplexen Pflege- und Betreuungssituationen können durch die unterschiedlichen Kompetenzen und Fähigkeiten der multiprofessionellen Teams effektiver und individueller begleitet werden als durch den alleinigen Einsatz von einer Berufsgruppe.

2.2 Gesetzliche Grundlagen

In § 3a des Gesundheits- und Krankenpflegegesetzes (GuKG) ist die Durchführung der unterstützenden Tätigkeiten in der Basisversorgung für Personen in Einrichtungen der Behindertenbetreuung geregelt, die in multiprofessionellen Teams höchstens 12 Menschen mit Behinderungen betreuen. Sozialbetreuer*innen mit BA verfügen neben Kompetenzen der Sozialbetreuung auch über die Qualifikation als Pflegeassistenz gemäß GuKG, jene mit Ausbildungsschwerpunkt BB sowie Heimhelfer über die Berechtigung zur Ausübung von Unterstützung bei der Basisversorgung einschließlich der Unterstützung bei der Einnahme und Anwendung von Arzneimitteln. Alle anderen Berufsgruppen können diese Tätigkeiten entsprechend § 3a GuKG von Berufsangehörigen im Rahmen der Behindertenbetreuung nach Absolvierung des Moduls Unterstützung bei der Basisversorgung übernehmen. Im Zuge der Novellierung des Gesundheits- und Krankenpflegegesetzes und des Ärztegesetzes (ÄrzteG) 2016 erhielten Träger von Einrichtungen der Behindertenbetreuung zusätzliche praxisrelevante Gesetzesänderungen und Klarstellungen betreffend die Durchführung von ärztlichen und pflegerischen Tätigkeiten in Behinderteneinrichtungen.

Durchführung pflegerischer Tätigkeiten im Behindertenbereich

Im Gegensatz zu den Sozialbetreuungsberufen betreuen Gesundheitsberufe Menschen, die medizinischer oder pflegerischer Hilfe bedürfen, also in erster Linie kranke Menschen. Sozialberufe, bei welchen nicht die Pflege zur Unterstützung der medizinischen Behandlung im Vordergrund steht, sondern die dauernde Betreuung und Unterstützung alter, gebrechlicher, behinderter oder sonstiger Hilfe bedürftiger Menschen bei der Bewältigung ihrer spezifischen Lebenssituation bzw. zur Ermöglichung eines Lebens in gewohnter Umgebung, fallen demnach nicht unter den Begriff des „Gesundheitswesens". (Weiss & Lust 2021, S. 61–63)

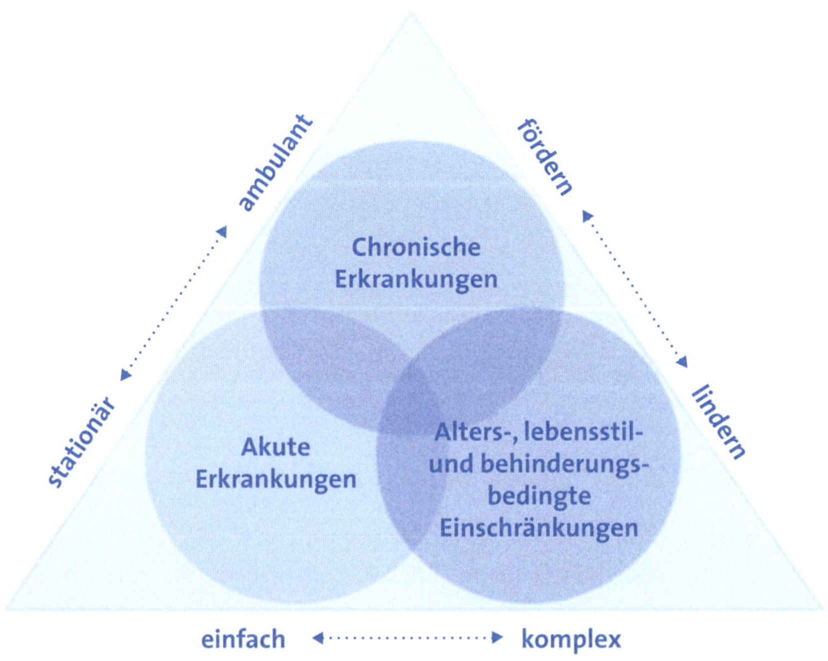

Abbildung 2: Faktoren, die den Pflegebedarf bestimmen (GÖG)

Der Unterstützungs- und Pflegebedarf von Menschen mit Behinderung im Behindertenbereich wird vornehmlich durch alters-, lebensstil- und behinderungsbedingte Einschränkungen bestimmt. Dadurch unterscheidet sich das Setting im Behindertenbereich wesentlich von den Anforderungen und dem Einsatz der Pflege im Akutbereich, in Pflegeheimen und in der mobilen Hauskrankenpflege. Pflege findet auch bei hohem Unterstützungsaufwand im Behindertenbereich vornehmlich in Standardsituationen, d.h. in stabilen Pflege- und Betreuungssituationen[6] im Sinne der Unterstützung in der Basisversorgung, statt.

Bei pflegerischen Tätigkeiten der Unterstützung bei der Basisversorgung handelt es sich also um die Unterstützung des betreuten Menschen bei den Aktivitäten seines täglichen Lebens. Was die im Rahmen der Behindertenbetreuung anfallenden pflege rischen Tätigkeiten betrifft, so ist zunächst zu unterscheiden, ob es sich um Laientätigkeiten handelt oder ob diese Tätigkeiten vom Vorbehaltsbereich des Gesundheits- und Krankenpflegegesetzes, BGBl. I Nr. 108/1997 in der geltenden Fassung, erfasst sind und damit gemäß § 3a GuKG von Berufsangehörigen im Rahmen der Behindertenbetreuung als unterstützende Tätigkeiten bei der Basisversorgung durchgeführt werden.

Unter Lai*innen sind hier Personen zu verstehen, die nicht Angehörige eines gesetzlich geregelten Gesundheitsberufs oder eines Sozialbetreuungsberufs nach der Vereinbarung gemäß Art. 15a B-VG zwischen dem Bund und den Ländern über Sozialbetreuungsberufe, BGBl. I Nr. 55/2005, sind.

Die Grenze der Laientätigkeit liegt dort,

- wo medizinisches bzw. pflegerisches Fachwissen Voraussetzung für die fachgerechte Durchführung der Tätigkeit ist bzw.
- aufgrund dieses Fachwissens Selbst- und Fremdgefährdung vermieden werden kann.

In der Information des BMGF zur Durchführung pflegerischer Tätigkeiten im Behindertenbereich wurde 2016 klargestellt, „dass die Unterstützung/Assistenz in manchen Fällen, insbesondere bei der Betreuung mehrfach bzw. kognitiv behinderter

---

[6] Von einer stabilen Pflegesituation kann dann gesprochen werden, wenn die Situation über lange Zeit unverändert bleibt, mit einem gleichmäßigen und erwartbaren Pflege- und Unterstützungsbedarf. Pflegebedarf in den Lebensentwicklungsphasen kann sich auch in einem Nachlassen unterschiedlicher Lebensfunktionen, etwa körperlicher und geistiger Beweglichkeit, ergeben. Andererseits können stabile Pflegesituationen auch in Zusammenhang mit Unfallereignissen und Krankheiten, insbesondere mit chronischen Erkrankungen, stehen. Zum verantwortungsvollen Handeln in sogenannten stabilen Pflegesituationen gehört auch die Kompetenz, Veränderungen zu erkennen und darauf angemessen reagieren zu können (Modulhandbuch Altenpflegehilfe 2011).

Menschen, auch in der vollständigen ‚Übernahme' der Tätigkeit bestehen kann, dies sowohl in Fällen, in denen diese Tätigkeiten als Laientätigkeiten einzustufen sind, als auch in jenen Fällen, in denen sie in den Anwendungsbereich des § 3a GuKG fallen. Eine Differenzierung dieser Begriffe im Zusammenhang mit der Unterstützung bei der Basisversorgung würde zu nicht zielführenden bzw. unbilligen Ergebnissen führen und entspräche nicht dem Ziel der qualitätsgesicherten Versorgung und Betreuung im Behindertenbereich."[7]

Zu GuKG § 3a (1) erläutern Weiss & Lust (2021, S. 77), „dass diese Regelung auf Berufsangehörige der Heimhilfe und der Behindertenbegleitung sowie auf sonstige Angehörige von im Behindertenbereich tätigen Berufe, wie behindertenbetreuerisch bzw. -pädagogisch tätige Personen abzielt, die im Rahmen der Ausübung ihres Berufes auch unterstützende Tätigkeiten der Basisversorgung an den betreuten Personen durchführen. Dafür ist – im Gegensatz zu den §§ 3b und 3c – weder eine Einzelermächtigung zur Ausübung dieser Tätigkeiten noch – abgesehen von der in § 3a Abs 3 festgelegten Setting – eine Limitierung auf eine einzelne betreute Person vorgesehen, zumal die betroffenen Berufsangehörigen immer über eine entsprechende Qualifikation verfügen."

Gesetzliche Grundlagen:
- Gesundheits- und Krankenpflegegesetz (GuKG), BGBl. I Nr. 108/1997 idgF, insbesondere § 3a Sozialbetreuungsberufe – Basisversorgung
- Vereinbarung gemäß Art. 15a B-VG zwischen Bund und Ländern über Sozialbetreuungsberufe
- Information zur Durchführung pflegerischer Tätigkeiten im Behindertenbereich BMGF-92251/0095-II/A/2/2016

Durchführung ärztlicher Tätigkeiten im Behindertenbereich

Mit Öffnung des § 50a Ärztegesetz 1998 für Einrichtungen der Behindertenbetreuung kann die Ärztin im Einzelfall einzelne ärztliche Tätigkeiten an Personen (medizinische Lai*innen) delegieren, die entsprechend § 3a Abs. 3 GuKG im Rahmen eines Dienstverhältnisses zu Trägern von Einrichtungen der Behindertenbetreuung stehen.

Die Grenzen der medizinischen Laientätigkeit liegen dort, wo ein allenfalls erforderliches Komplikationsmanagement von Lai*innen nicht mehr beherrscht werden kann, d.h. insbesondere bei medizinischen Notfällen. Bei einem Notfall handelt es sich um ein unvorhergesehenes Ereignis bzw. eine nicht einschätzbare Situation, das bzw. die

7 https://www.bmgf.gv.at/cms/home/attachments/4/4/1/CH1170/CMS1414488935186/info_durchfuehrg_pfleg_taetigkeiten_behindertenbereich.pdf

nicht von Lai*innen zu bewältigen ist. Ein Notfall ist jede Situation, in der eine unmittelbar drohende physische oder psychische Gefährdung des Menschen eintritt, welche dieser nicht ohne fachkompetente Akteur*innen überwinden kann. Notfälle können ohne das entsprechende fachkompetente Handeln oder durch falsches Handeln zu lebensbedrohlichen Zuständen führen. In Notfällen ist unverzüglich die Ärztin zu verständigen.

Gesetzliche Grundlagen:

- Gesundheits- und Krankenpflegegesetz (GuKG), BGBl. I Nr. 108/1997 idgF, insbesondere § 3a Sozialbetreuungsberufe – Basisversorgung
- Vereinbarung gemäß Art. 15a B-VG zwischen Bund und Ländern über Sozialbetreuungsberufe
- Ärztegesetz 1998 § 50a (inkl. § 50b Abs. 5 7)

2.3 Die Rolle der DGKP

Der Auftrag für die Mitarbeiter*innen in Einrichtungen der Behindertenhilfe ist die ganzheitliche Begleitung und Betreuung der Klient*innen, d.h. der Pflegeprozess ist bei Bedarf integrierter Teil des gesamten, ganzheitlichen Betreuungsprozesses. In jedem Schritt des Betreuungs- und Pflegeprozesses werden basierend auf den theoretischen Grundlagen alle Bedürfnisebenen durch das multiprofessionelle Team berücksichtigt. Die Daten aus dem multiprofessionellen Assessment werden in Beziehung zur individuellen Situation der Klientin gesetzt und dann der abgeleitete Unterstützungs- und Pflegebedarf bereichsspezifisch in der Dokumentation gesichert. Eine explizite Ziel- und Maßnahmenplanung wird für jene Diagnosen/Themen erstellt, die tatsächlich für die Klientin relevant sind und mit den vorhandenen Ressourcen gelöst bzw. beeinflusst werden können oder sollen. Die Durchführung der Pflege im Rahmen der Unterstützung in der Basisversorgung ohne entsprechendes individuelles Ziel stellt in diesem Sinne also kein zu beeinflussendes Problem/Thema im Sinne einer erforderlichen Ziel- und Maßnahmenplanung dar.

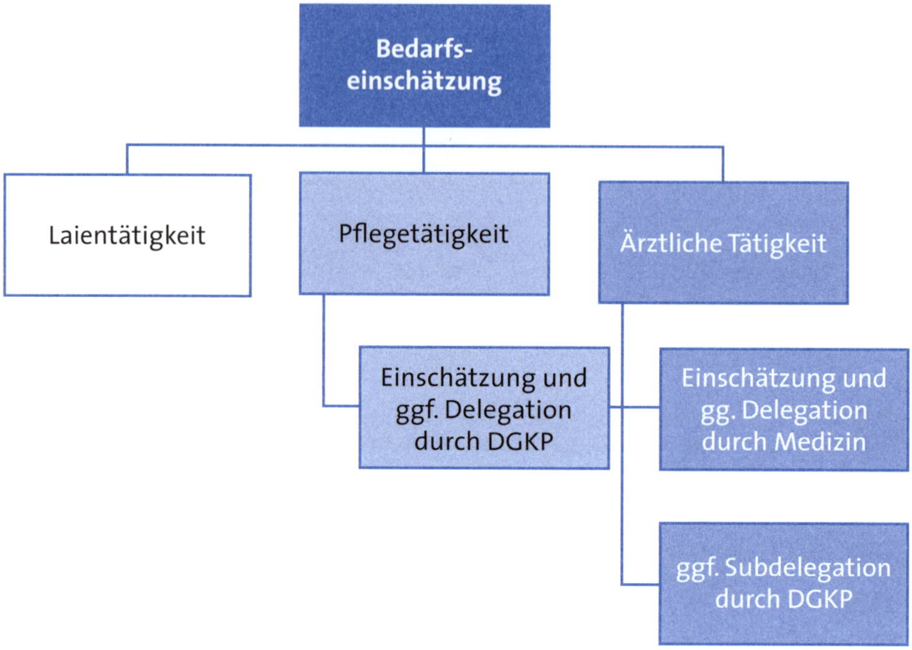

Abbildung 3: Bedarfseinschätzung

Die Erhebung und Feststellung des Pflegebedarfs sind grundsätzlich von Angehörigen des gehobenen Dienstes für Gesundheits- und Krankenpflege vorzunehmen. Ihnen obliegt die Entscheidung und Verantwortung für den kompetenzgerechten Einsatz der jeweiligen Berufsgruppen im Rahmen pflegerischer Vorbehaltstätigkeiten. Pflegerische Vorbehaltstätigkeit bedeutet, dass es sich um eine Tätigkeit handelt, die entsprechendes fachliches Wissen voraussetzt und originär von der DGKP durchgeführt wird und von dieser nach Einschätzung entsprechend des Komplexitäts-, Stabilitäts- und Spezialisierungsgrades der Situation delegiert werden kann. Die Umstände des Einzelfalls (Einzelfall = die Klientin) können bewirken, dass die gleiche Tätigkeit als Laientätigkeit oder aber als pflegerische bzw. ärztliche Vorbehaltstätigkeit (z.B. Anwendung von Arzneimitteln) zu qualifizieren ist und dann entsprechend delegiert bzw. subdelegiert werden kann. Mitarbeiter*innen haben die Möglichkeit die Übernahme von Tätigkeiten, die über den Rahmen ihres Berufsbildes hinausgehen, abzulehnen.

Delegation und Subdelegation

Delegation und Subdelegation von pflegerischen bzw. ärztlichen Vorbehaltstätigkeiten:

- Die **Delegation pflegerischer Tätigkeiten** erfolgt durch die DGKP an die Durchführenden.
- Die **Delegation ärztlicher Tätigkeiten** erfolgt durch die Ärztin an die Durchführenden bzw. an die DGKP, die dann subdelegieren (= weiterdelegieren) kann.
- Die **Entscheidung ob, was und an wen delegiert/subdelegiert** wird, erfolgt durch die Einschätzung der Delegierenden bzw. Subdelegierenden.
- Die **Anordnungsverantwortung** (inkl. Ausmaß der erforderlichen Anleitung und begleitenden Kontrolle) liegt bei den Delegierenden bzw. Subdelegierenden. Die **Durchführungsverantwortung** (inkl. Informations- und Dokumentationspflicht) liegt bei den Ausführenden.

Delegationsprozess

Die Delegation/Subdelegation erfolgt entsprechend des Komplexitäts-, Stabilitäts- und Spezialisierungsgrades der Situation und umfasst:

- **Einschätzung des Unterstützungs- und Pflegebedarfs bzw. medizinischen Bedarfs**, z.B. durch multiprofessionelle Anamnese, Assessments als Basis zur Differenzierung von Laientätigkeiten und Vorbehaltstätigkeiten, pflegerische bzw. ärztliche Konsultation
- **Schriftliche Anordnung im Einzelfall** an Durchführende, z.B. durch klientenbezogene Anordnung ausgewählter Tätigkeiten bzw. Tätigkeitsbereiche durch schriftliche (auch elektronisch gestützte) Anordnung. Ggf. ist auch eine Eingrenzung von ärztlich delegierbaren Tätigkeiten durch die Organisation sinnvoll.
- **Anleitung und Unterweisung der Durchführenden**, z.B. durch nachweisliche Schulung (= inkl. Vergewisserung über Kenntnisstand) der durchführenden Mitarbeiter*innen (wenn Inhalte nicht ohnehin durch die Ausbildung vermittelt wurden)
- **Begleitende Kontrollen**, z.B. durch regelmäßige Evaluation des Bedarfs (je nach Situation z.B. täglich, wöchentlich, monatlich, jährlich) und der durchgeführten Tätigkeiten durch die DGKP bzw. die Ärztin, z.B. durch Konsultation, Reassessments.

2.4 Qualitätssicherung

Es liegt in der Verantwortung der Organisationen, die fachgerechte Umsetzung im ganzheitlichen und multiprofessionellen Betreuungsprozess (alle Lebensbereiche der Klient*innen umfassend) innerhalb des gesetzlichen Rahmens mit entsprechender Transparenz und qualitätssichernden Maßnahmen zielgruppen- und settingspezifisch zu gewährleisten. Die Qualitätssicherung erfolgt auf unterschiedlichen Ebenen und entsprechend des Grundauftrags der jeweiligen Dienstleistung mit unterschiedlichem Fokus, z.B. durch multiprofessionelle Einschätzung des Unterstützungs- und Pflegebedarfs, Anleitung, Schulung und begleitende Kontrollen, z.B. durch Arztvisite, Schulungen durch DGKP, Pflegeberatung und -visite, Klientenbesprechungen im Rahmen von Teambesprechungen sowie durch das Qualitäts- und Risikomanagement (z.B. Situations- und Risikoeinschätzung, Kennzahlen). Die Qualitätssicherung im Delegationsprozess (Einschätzung – Anordnung – Anleitung – begleitende Kontrolle) ist in der Organisation durch Beschreibung z.B. in Richtlinien, Standards oder im multiprofessionellen Gesamtkonzept nachvollziehbar zu gestalten.

C Dokumentation der Pflege

Nach Beschäftigung mit diesem Kapitel sollen Sie ...

... erklären können, wozu die Dokumentation in Pflege und Betreuung dient (Dokumentationspflicht)
... erklären können, wie dokumentiert werden muss
... erklären können, was Pflegeberichte sind und wie sie aussagekräftig verfasst werden

1 Der Aufbau einer Pflegedokumentation

Dokumentationssysteme in der Pflege können in Papierform vorliegen, sie können auch EDV-gestützt (PC, Laptop) sein. Auch Mischformen sind üblich.

Die Rechtsgrundlagen der Pflegedokumentation sind vielfältig. Gesetzlich sind sowohl Angehörige der Gesundheits-/Pflege- und Sozialbetreuungsberufe als auch Einrichtungen wie Krankenanstalten, Langzeitpflegeeinrichtungen, Einrichtungen der Hauskrankenpflege etc. zur Dokumentation bezogen auf Klient*innen verpflichtet. Die Dokumentationsverpflichtung ergibt sich insbesondere aus berufsrechtlichen Regelungen wie z.B. dem Gesundheits- und Krankenpflegegesetz (GuKG) und organisationsrechtlichen Regelungen wie z.B. den Krankenanstaltengesetzen oder den Pflegeheimregelungen der Länder. Dazu kommen viele andere gesetzliche Bestimmungen, wie z.B. das Heimaufenthaltsgesetz. Zudem leitet sich die Dokumentationspflicht aus dem Behandlungsvertrag zwischen Einrichtungsträger oder den einzelnen Berufsangehörigen und Klient*innen ab. Zusätzlich sind allfällige weitere Dokumentationserfordernisse des Arbeitgebers und/oder Kostenträgers zu beachten (Arbeitshilfe Pflegedokumentation 2017, S. 2).

In der **Dokumentation der Pflege (Pflegedokumentation)** spiegelt sich der gesamte Pflegeprozess. In der Regel besteht sie aus folgenden Teilen:

Teil, in dem die *Stammdaten* der Klient*innen gesammelt sind: Häufig ist das ein Stammdatenblatt, das allgemeine Angaben wie Namen, Geburtsdatum, Wohnort, Versicherung, Daten des nächsten Angehörigen usw. enthält.

Teil, der den Pflegeprozess enthält: Die in Kap. B beschriebenen Schritte des Pflegeprozesses (Pflegeassessment, Pflegediagnostik, Pflegeziele, Pflegeinterventionen und Evaluation) sind, abhängig von der in der Organisation vorliegenden Dokumentationsform, oft an unterschiedlichen Stellen dokumentiert.

Teil, der den *Durchführungsnachweis* enthält: Dabei handelt es sich um Aufzeichnungen über die Erbringung der einzelnen Leistungen aus Pflege und Betreuung. Aus dem Durchführungsnachweis geht hervor, *wer* (welche Pflege- oder Betreuungsperson) *welche* Pflegemaßnahme/Pflegeintervention (z.B. Waschung, Dusche, Nagelpflege, Körperpflege, Verabreichung von Medikamenten etc.) erbracht hat.
Der Durchführungsnachweis ist ein Blatt, auf dem per Handzeichen (bzw. Paraphe = verkürztes Namenszeichen) „abgezeichnet“ wird, an welchem Tag des Monats welche Pflegehandlung durchgeführt wurde. Es handelt sich dabei um das „klassische“ Blatt für den Durchführungsnachweis. Gesetzte Interventionen werden aber – beispielsweise – auch auf Miktionsprotokollen (über die Harnausscheidung) oder Positionsunterstützungs- bzw. Lagerungsprotokollen oder einem Flüssigkeitsprotokoll (über die Einfuhr bzw. die Ausscheidung von Flüssigkeiten) nachvollziehbar gemacht – ebenfalls per Handzeichen.
Ebenso findet sich der Nachweis einer durchgeführten Pflegehandlung in der Fieberkurve (darauf werden Temperatur-, Puls- oder Blutdruckwerte eingetragen) oder auf Wundprotokollen (hier sind Aussehen, Entwicklung und Behandlung einer Wunde angegeben).
Teil, in dem der *Pflegebericht* verfasst wird: Der Pflegebericht wird frei geschrieben, in der Regel auf einem Blatt mit Leerzeilen. Es gibt darauf normalerweise keine Platzbeschränkung und keine Vorgaben zur Eintragung, nur Raum für Datum, Uhrzeit und Handzeichen (verpflichtend einzutragen!).
Manchmal gibt es Farbcodes für die unterschiedlichen Dienstformen (z.B. kann der Nachtdienst eine eigene Farbe haben, in der geschrieben wird).

Der Pflegebericht enthält im Wesentlichen:

- **besondere Vorkommnisse** samt Beschreibung der Situation
- **Begründungen**, wenn geplante Leistungen *nicht* beziehungsweise *anders als geplant* erbracht wurden
- **Veränderungen** von Allgemeinzustand, Zustandsbild oder Befinden
- **Reaktionen** der Klientin auf erbrachte Pflege-, Betreuungs- oder Behandlungsleistungen
- **Informationen** und Mitteilungen der Klientin bzw. ihrer Bezugs- oder Betreuungspersonen
- **Vereinbarungen** mit der Klientin, ihren Bezugs- oder Vertrauenspersonen (besonders auch: Sachwalter[8])

---

[8] Ein Sachwalter wird für Personen nach Vollendung des 18. Lebensjahres bestellt, wenn diese aufgrund geistiger Behinderung und/oder psychischer Krankheit nicht fähig sind, ihre Geschäfte ohne Nachteil für sich selbst zu besorgen.

- **Pflegeinterventionen**, die (was in einigen Fällen möglich ist) nicht oder *noch* **nicht in die Pflegeplanung** aufgenommen wurden bzw. anderweitig nicht dokumentiert sind, samt weiterer Vorgehensweise
- **Ergebnisse** von Untersuchungen, Beobachtungen und Überwachungen, **die nicht an einer anderen Stelle** der Dokumentation eingetragen werden müssen

Außerdem kann der Pflegebericht **Evaluationen** (durch den gehobenen Dienst in der Gesundheits- und Krankenpflege) enthalten.

2 Interdisziplinäres Informationsmanagement

Im Rahmen von Pflege und Betreuung ist die Zusammenarbeit von Angehörigen unterschiedlicher Berufsgruppen selbstverständlich (= Interdisziplinarität bzw. **interdisziplinäre Zusammenarbeit**).
Neben der **Dokumentation der Pflege/Pflegedokumentation** gibt es noch Dokumentation über **ärztliche** beziehungsweise **therapeutische** Tätigkeiten.
Ein gutes **Informationsmanagement** stellt sicher, dass Informationen für alle Berufsgruppen zugänglich und auch sicher auffindbar sind.
Beispiel: **Neu hinzukommende Informationen, die für alle, die in Pflege und Betreuung eingebunden sind, immer und auf einen Blick zugänglich sein müssen**, können **zusätzlich** zur Eintragung im Pflegebericht noch an einer anderen, gut sichtbaren Stelle vermerkt werden.

Üblich ist es auch, dass z. B. **Allergien, Nahrungsmittelunverträglichkeiten** etc. besonders hervorgehoben sind (z. B. rot geschrieben oder anderweitig markiert).
Allgemein stehen derartige (besonders wichtige) Informationen immer am selben Ort innerhalb eines Dokumentationssystems.
Neben der Dokumentation der Pflege beziehungsweise anderer Berufsgruppen haben folgende Möglichkeiten des interdisziplinären Austauschs (des Austauschs innerhalb des Teams der Pflege und Betreuung) Bedeutung:

- Dienstübergaben
- Ärztliche Visiten (hier findet der Austausch dann auch in Vor- oder Nachbesprechungen mit der Ärztin statt)
- Pflegevisiten
- Interdisziplinäre Besprechungen (Dabei wird die Situation einer Klientin aus Sicht der Angehörigen unterschiedlicher Berufsgruppen erörtert und man versucht gemeinsam, sinnvolle Maßnahmen zu planen.)

Im Rahmen der **Unterstützung bei der Basisversorgung im Pflegebereich** wird vorwiegend an folgenden Orten der Pflegedokumentation dokumentiert:

- Durchführungsnachweis
- Pflegebericht[9]

3 Durchführung der Pflegedokumentation

3.1 Dokumentationspflicht – was und warum muss dokumentiert werden?

Die Entscheidung, ob und welche Schritte des Pflegeprozesses durchzuführen und zu dokumentieren sind, ist aus pflegerischer Sicht zu beurteilen und kann je nach Organisation, Setting und/oder Klient*innen variieren. Inhalt und Umfang der konkret erforderlichen Dokumentation können nur anhand der konkreten Situation beurteilt werden. Erbrachte Leistungen sind grundsätzlich zu dokumentieren: Die Dokumentation ist eine Berufspflicht der Gesundheits- und Krankenpflegeberufe (§ 5 GuKG).

Das bedeutet:

- Die Pflegedokumentation macht pflegerisches Handeln nachvollziehbar und somit in fachlicher Hinsicht überprüfbar. Die Pflegedokumentation ist daher in erster Linie ein Instrument der Qualitätssicherung.
- Im Zweifelsfall wird die Dokumentation zur Beweissicherung herangezogen. Sie ist deshalb wie ein *Dokument* zu behandeln.
- Wer eine Pflegehandlung bzw. -maßnahme durchgeführt hat, dokumentiert diese Durchführung *selbst* und mit ihrem Handzeichen bzw. ihrer Paraphe (siehe oben).

Auf Verlangen ist den betroffenen Klient*innen, deren gesetzlichen Vertreter*innen oder Personen, die von den betroffenen Klient*innen bevollmächtigt wurden, Einsicht in die Pflegedokumentation zu gewähren und gegen Kostenersatz die Herstellung von Kopien zu ermöglichen.

3.2 Wie muss dokumentiert werden?

„Der Zweck ist nur erfüllt, wenn die Dokumentation vollständig, richtig, zeitnah, chronologisch, der verantwortlichen Person zuordenbar und lesbar ist."

---

9 Das Führen der Teile der Pflegeanamnese, Pflegediagnostik, Planung und Evaluation der Pflege muss selbstverständlich genauso lückenlos geschehen, ist aber der DGKP vorbehalten.

„Vollständig“ bedeutet in Zusammenhang mit Durchführungsnachweis und Pflegebericht:

Durchführungsnachweis: **Durchgeführte Maßnahmen** müssen im Durchführungsnachweis mit Handzeichen dokumentiert („abgezeichnet“) werden.
Im Pflegebericht müssen bestimmte Punkte vermerkt werden (siehe Kap. C 1, a)–h)).

„Richtig“ bedeutet:

Die Angaben müssen korrekt (siehe dazu Kap. A 3.3) und von der durchführenden Person selbst dokumentiert werden.

„Zeitnah“ bedeutet:

Durchführungsnachweis: Die durchgeführten Maßnahmen sollten möglichst unmittelbar danach eingetragen werden, spätestens aber nach Dienstende (ÖBIG, S. 32).
Pflegebericht: Die Ereignisse/Beobachtungen müssen möglichst bald eingetragen werden, spätestens aber bis Dienstende.

„Chronologisch“ bedeutet:

Die Ereignisse sollen der Reihe nach, nachvollziehbar und übersichtlich eingetragen werden. Nachträglich Eingetragenes muss als solches gekennzeichnet sein. Nachträgliche, nicht nachvollziehbare Korrekturen ohne diese Kennzeichnung sind nicht zulässig.

„Zuordenbar“ und **„lesbar“** bedeutet:

Die Handzeichen/Paraphen aller dokumentierenden Personen müssen ihnen eindeutig zuordenbar sein (keine Handzeichen mit gleicher Abkürzung bei zwei oder mehreren Personen), die Eintragungen müssen leserlich verfasst sein.

Außerdem gilt:

- Die **Schreibgeräte** müssen **dokumentenecht** sein (z. B. Kugelscheiber, *kein* Bleistift, *keine* Füllfeder mit löschbarer Tinte).
- **Fehlerhafte, korrigierte Eintragungen** müssen **lesbar bleiben**. Sie werden mit einer Linie durchgestrichen. Auf freiem Platz darüber wird die richtige Eintragung zugefügt. Erfolgt die Korrektur nicht sofort, muss das Datum/die Uhrzeit der Korrektur dazugeschrieben werden, ebenso das Handzeichen.
- **Nachträge** (nachträgliche Eintragungen) müssen als solche **gekennzeichnet sein** (am besten mit der Erklärung „Nachtrag“ sowie dem Datum und dem Handzeichen).

- **Keine Verwendung von Korrekturlack** (Tipp-Ex), **keine Überklebungen**, **keine Tintenkiller**!
- Die Pflegedokumentation darf niemandem außer **den dazu berechtigten Personen** zugänglich sein. In der Regel sind das: die Klientin selbst (gegebenenfalls Erwachsenenvertretung), die Personen, die in Pflege und Behandlung tätig sind, die Personen, die die Klientin dazu berechtigt hat.

3.3 Pflegeberichte aussagekräftig und objektiv verfassen

Was ein Pflegebericht enthält, wurde oben bereits erklärt. Hier nun noch einige Hinweise dazu, *wie* man einen Pflegebericht verfasst.
Ein Pflegebericht soll möglichst viel aussagen, zugleich eher knapp gehalten werden. Besonders wichtig ist, dass er möglichst **objektiv** verfasst ist. Das bedeutet, dass darin nur das steht, was man beobachten konnte. Besonders gut ist es, direkte Aussagen von Klient*innen (beziehungsweise auch von Angehörigen) wiederzugeben (in Anführungszeichen und wörtlich).

- **Keine „Floskeln"**: Einträge wie „alles ok" oder „nichts Besonderes" haben keine Aussagekraft. Besser: Das, was man beobachtet hat, aufschreiben (zum Beispiel, dass die Klientin sich wohlzufühlen scheint, weil sie lächelt, dass sie keine Beschwerden angegeben hat) oder in Anführungszeichen eine direkte Äußerung wiedergeben, wie: Frau Müller hat geäußert, sie sei „rundherum zufrieden".
- **Keine „Behauptungen"**, die durch nichts begründet sind, z. B.: Klientin ist aggressiv.
- Besser wäre es, zu beschreiben, was man beobachtet hat, z. B.: Klientin hat beim Mittagessen im Tagraum plötzlich laut geschrien, der Inhalt war nicht verständlich, hat dabei versucht, den Sitznachbarn zu boxen (Anmerkung: Weiter müsste man angeben, welche Maßnahmen ergriffen wurden).
- **Keine „Wiederholungen"** von Eintragungen, die ohnehin im Durchführungsnachweis beziehungsweise an einem anderen Ort der Pflegedokumentation stehen.
- *Falsch:* Bewohnerin wurde gebadet, Haar-, Augen-, Ohren- und Nagelpflege durchgeführt, denn: Das ist ja bereits, wie in der Pflegeplanung angeordnet, im Durchführungsnachweis abzuzeichnen.
- *Richtig:* Eingetragen wird nur die Abweichung, die Reaktion auf die Pflege oder ein besonderes Vorkommnis.

- **Beobachtungen anstatt Bewertungen**
  Falsch: Frau Müller läutet zu oft, schimpft dauernd.
  Richtig: Frau Müller läutet im Zeitraum von einer Stunde ungefähr zwölf Mal, hat mich eine „blöde Kuh" genannt und gesagt „alle Schwestern sind langsam".
- **Beobachtungen statt Interpretationen**
  Falsch: Frau Müller hat keine Lust, aufzustehen (wenn Frau Müller das nicht selbst gesagt hat und die Pflegeperson daraus, dass Frau Müller liegen bleiben will, schließt, Frau Müller hätte keine Lust, aufzustehen).
  Richtig: Frau Müller hat angegeben, nicht aufstehen zu wollen. Grund dafür nannte sie – auch auf Nachfrage – keinen.
- **Nichts „feststellen", dessen man nicht sicher sein kann**
  Falsch: Klientin hat gut geschlafen/schläft gut.
  Richtig: Klientin scheint gut geschlafen zu haben/scheint gut zu schlafen.
  Falsch: Frau Müller ist zufrieden.
  Richtig: Frau Müller wirkt zufrieden.
  Noch besser: Schreiben, woraus man das ableitet (z. B. lächelt häufig), beziehungsweise eine direkte Aussage wiedergeben. Sind Klient*innen nicht in der Lage, sich mit Worten verständlich zu machen, kann auch beschrieben werden, wie zum Beispiel der Gesichtsausdruck *wirkt*.

D Gesundheits- und Krankenpflege

1 Beobachtung allgemein: Orientiertheit und Bewusstsein

Nach Beschäftigung mit diesem Kapitel sollen Sie ...

... wissen, auf welchen Ebenen die Orientiertheit eingeschränkt sein kann und wie sich dies äußert

... über Einschränkungen/Störungen des Bewusstseins sprechen können und erklären, woran man sie erkennt

1.1 Orientiertheit

Menschen sind üblicherweise orientiert, das bedeutet, sie finden sich in Zeit, Ort, Situation und mit ihrer Person zurecht. Sie können aber aus unterschiedlichen Gründen in ihrer Orientiertheit eingeschränkt sein. Man spricht dann von eingeschränkter Orientiertheit bis hin zur Desorientiertheit.

Physische (also körperliche) **Ursachen** können zum Beispiel sein: Flüssigkeitsmangel, Blutzuckerentgleisungen, Erkrankungen.
Psychische (also seelische) **Ursachen** können zum Beispiel sein: Stresserscheinungen, Erkrankungen.

Besonders häufig begegnet man Einschränkungen der Orientiertheit bei alten Menschen, und dort sehr oft in Zusammenhang mit **demenziellen Erkrankungen** (Demenz).

1.1.1 Einschränkungen der Orientiertheit: Ebenen und Erscheinungsbild

Einschränkungen der Orientiertheit finden auf verschiedenen Ebenen statt. Jemand kann

- **zeitlich,**
- **örtlich,**
- **zur Situation,**
- **zur Person**

eingeschränkt orientiert oder völlig desorientiert sein.

Zeitliche Desorientiertheit kann bedeuten, dass jemand Tageszeit, Wochentag oder Jahreszeit nicht kennt oder überhaupt meint, in einer anderen Lebensphase als der jetzigen zu leben (z. B. in der Kindheit).
Örtliche Desorientiertheit kann bedeuten, dass jemand ihr Zimmer, das WC oder ihre Wohnung nicht findet.
Desorientiertheit **zur Situation** kann bedeuten, dass jemand nicht weiß, wo sie sich befindet und vor allem, was gerade (mit ihr) geschieht. So könnte sie eine Untersuchung oder die Körperpflege z. B. als Bedrohung missdeuten.
Desorientiertheit zur **Person** kann bedeuten, dass jemand nicht auf ihren Namen reagiert, sich nicht im Spiegel oder auf Fotos erkennt und auch nicht (mehr) weiß, dass sie Kinder hat.

Der Begriff „**Verwirrtheit**" wird manchmal verwendet, wenn sich die Einschränkungen auf allen vier Ebenen zeigen, wenn jemand also zeitlich, örtlich, zur Situation und zur Person desorientiert scheint.

Einschränkungen der Orientiertheit können – abhängig von Ursache, Tagesverfassung der Klientin und der aktuellen Situation – unterschiedlich stark ausgeprägt sein. Das Spektrum reicht von mangelhafter, etwa zeitlich oder örtlich eingeschränkter Orientierung bis hin zu völliger Desorientiertheit in fremden oder sogar vertrauten Situationen (Gefahr von Unfällen!).
In der Pflege- und Betreuungsplanung kann der Einsatz unterschiedlicher Hilfsmittel (z. B. große Uhren, Türschild mit Bild) fixiert werden, ebenso bestimmte Übungen (das sogenannte Realitätsorientierungstraining). Oft ist auch die gesamte Umgebung orientierungsfördernd gestaltet.

1.1.2 Veränderungen erkennen und richtig weitergeben

Wenn eine Klientin, die eigentlich gut orientiert ist, **plötzlich Orientierungsstörungen** zeigt, so muss das sofort an den gehobenen Dienst in der Gesundheits- und Krankenpflege bzw. die Ärztin weitergegeben werden, da der Auslöser umgehend ermittelt werden muss. Schwerwiegende Ursachen sind möglich!
Wenn sich im Rahmen von Pflege und Betreuung zeigt, dass jemand mit Einschränkungen der Orientiertheit auf bestimmte Hilfestellungen **besonders gut reagiert,** soll das an das gesamte Betreuungsteam weitergeleitet werden. Eventuell ist diese Information für alle Teammitglieder wertvoll.

1.2 Bewusstsein

Der Begriff hat unterschiedliche Bedeutungen, meint hier aber den Zustand der **Wachheit**, der sich vom **Schlaf** beziehungsweise von **Einschränkungen des Bewusstseins** abgrenzt.

Das menschliche Bewusstsein kann leisten,

- dass jemand sich selbst, ihre Umgebung und das, was rund um sie geschieht, mit den Sinnen wahrnehmen kann und
- dass sie um diese Wahrnehmungen und ihre Gedanken weiß.

Ist ein Mensch bei **klarem Bewusstsein**, so ist er wach **(Vigilanz = „Wachheit")**, ansprechbar, kann auf unterschiedliche Reize reagieren **(Reaktionsfähigkeit)** und ist auf allen Ebenen (zeitlich, örtlich, zur Situation und zur Person) orientiert **(Orientiertheit)**.

1.2.1 Einschränkungen bzw. Störungen des Bewusstseins: Ebenen und Erscheinungsbild

Im Rahmen von Pflege und Betreuung findet die Beobachtung des Bewusstseins *immer* statt, da Veränderungen Hinweise auf **pathologisches** (durch Krankheit bedingtes) **Geschehen** sein können. Sie müssen sofort weitergegeben werden, damit der Auslöser umgehend ermittelt werden kann. Schwerwiegende Ursachen und schnelle Zustandsverschlechterungen sind bei Veränderungen des Bewusstseinszustands möglich!
Es gibt unterschiedliche Formen der Einschränkung des Bewusstseins, so wird es zum Beispiel durch **Alkohol-** oder **Drogenkonsum** beeinflusst, ebenso kann das durch die Einnahme von **Medikamenten** oder aber durch **Krankheit** der Fall sein.

Grundsätzlich gibt es zwei Arten von Bewusstseinsstörungen:

- Die **quantitativen** Bewusstseinsstörungen beziehen sich auf den **Grad der Wachheit (Vigilanz)** (Stufen der quantitativen Bewusstseinsstörungen siehe unten).
- Die **qualitativen** Bewusstseinsstörungen beziehen sich auf die **Inhalte** des Bewusstseins, die **verändert** sein können; so kann das Bewusstsein auf einzelne Inhalte **eingeengt** oder anderweitig **verändert** sein.

Hier ist die Beobachtung der **quantitativen** Bewusstseinsstörungen (Grad der Wachheit) von Bedeutung. Man unterscheidet vier Stufen, von denen schon die erste eine Einschränkung darstellt, die beobachtbar ist.

Störung des Bewusstseins (Verminderung der Wachheit)	**Zustand des Betroffenen**
Benommenheit (jemand ist benommen)	Die Wachheit ist eingeschränkt, die Betroffenen sind *„benommen“*, Reaktionen und Handeln sind verlangsamt, die Betroffenen sind aber orientiert.
Somnolenz (jemand ist somnolent) somnus, lat. = Schlaf	Es liegt *abnorme Schläfrigkeit* vor, die Betroffenen können geweckt werden und sind dann für kurze Zeit wach und ansprechbar (können zum Beispiel murmeln oder einfache Fragen beantworten) und sie sind noch orientiert.
Sopor (jemand ist soporös) sopor, lat. = tiefer Schlaf	Hier liegt bereits ein *schlafähnlicher Zustand* vor, die Betroffenen sind nur *schwer und nur für kurze Zeit weckbar* (reagieren nicht auf Ansprechen, zum Beispiel aber auf Schmerzreize) und können für kurze Zeit versuchen, sich zu orientieren.
Koma (jemand ist komatös)	Hier liegt *Bewusstlosigkeit* vor, die Betroffenen sind *nicht weckbar,* reagieren nicht auf Ansprechen, eventuell aber auf Schmerzreize.

Die Benennungen in der Tabelle sind aber nicht eindeutig beziehungsweise nicht immer ganz einfach voneinander abzugrenzen. Wenn der Grad einer quantitativen Bewusstseinsstörung genau bestimmt werden soll, werden spezielle Beobachtungsinstrumente eingesetzt (z. B. die Glasgow-Koma-Skala, bei der z. B. motorische, also die Bewegungsfähigkeit betreffende, oder verbale, also die Sprachfähigkeit betreffende, Reaktionen getestet werden).

1.2.2 Veränderungen erkennen und richtig weitergeben

Was gibt nun Hinweise auf eine geänderte Bewusstseinslage mit Verminderung der Wachheit und Reaktionsfähigkeit?

Man beobachtet, ob ...

- die Klientin schwer (schwerer als sonst) weckbar ist
- die Klientin Blickkontakt aufnehmen und halten kann
- sie auf Ansprechen spontan reagiert
- sie inhaltlich „richtig“ antwortet (Kennt sie ihren Namen, das Geburtsdatum? Den Wochentag? Weiß sie, was gerade geschieht, wo sie sich befindet?)
- sie „verständlich“ antwortet („klares“ Sprechen – spricht sie deutlich oder undeutlich, hat sie Schwierigkeiten, die Worte „herauszubringen“?)
- sie einfache Bewegungen ausführen kann, wenn man sie dazu auffordert (Kann sie die Hand geben und sie drücken?)

Zeigt eine Klientin **Veränderungen des Bewusstseins mit Veränderung der Wachheit und Reaktionsfähigkeit** oder liegt der Verdacht darauf vor, so muss das sofort **weitergegeben** werden. Ist jemand nicht ansprechbar, reagiert nicht und ist nicht weckbar, handelt es sich um einen **Notfall**!

In der Pflege und Betreuung von Klient*innen mit eingeschränktem Bewusstsein ist zu beachten:

Auch Menschen, die ihre Umwelt nicht oder scheinbar nicht wahrnehmen, werden über Abläufe und Arbeitsschritte **informiert**.

In der Kommunikation gibt es viele Möglichkeiten, mit Menschen, die sich **nicht verbal** (sprachlich, mit Worten) **äußern können**, in **Kontakt** zu treten. Einerseits spricht man selbstverständlich mit ihnen, auch wenn sie nicht antworten (können), andererseits findet die Kommunikation dann zum Beispiel über **Berührungen** statt (siehe Kap. D 2.8).

2 Sich pflegen

Nach Beschäftigung mit diesem Kapitel sollen Sie ...

... über die Beobachtung der Haut sprechen können:
- Veränderungen der Hautfarbe nennen und beschreiben können
- Veränderungen der Hautspannung nennen und beschreiben können
- Veränderungen der Hautfeuchtigkeit nennen und beschreiben können

... über die Unterstützung bei der Körperpflege sprechen können:
- erklären können, was unter Ganzheitlichkeit und Ressourcen- und Bedürfnisorientierung bei der Körperpflege zu verstehen ist
- über Vorbereitung und Grundsätze der Körperpflege im Bett sprechen können
- über die Richtlinien zur Hygiene bei Durchführung der Körperpflege im Bett sprechen können
- erklären können, was bei der Versorgung einzelner Körperregionen zu beachten ist
- erklären können, was bei der Augen-, Nasen- und Ohrenpflege zu beachten ist
- erklären können, was bei der Pflege einer Klientin am Waschbecken zu beachten ist
- erklären können, was beim Duschen einer Klientin zu beachten ist

- erklären können, was beim Baden einer Klientin zu beachten ist
- erklären können, worum es sich beim Intertrigo handelt und wie die Intertrigoprophylaxe durchgeführt wird

... über die Unterstützung bei der Mund- und Zahnpflege sprechen können:
- einen Überblick darüber geben können, auf welche Zeichen Mundschleimhaut, Zunge, Zähne und Lippen beobachtet werden
- erklären können, was die allgemeine Mundpflege umfasst und was dabei zu beachten ist
- erklären können, was die spezielle Mundpflege umfasst und was dabei zu beachten ist
- erklären können, was Soor und Parotitis sind und wie die Soor- bzw. die Parotitisprophylaxe durchgeführt wird

... über die Unterstützung bei der Haarwäsche und -pflege und beim Rasieren sprechen können:
- die Arbeitsschritte der Haarwäsche erklären können und erklären können, was bei der Haarwäsche bzw. -pflege zu beachten ist
- erklären können, welche Möglichkeiten der Rasur es gibt und was dabei zu beachten ist

... über die Unterstützung bei der Maniküre und Pediküre sprechen können:
- erklären können, auf welche Veränderungen hin man Nägel beobachtet
- erklären können, was bei der Durchführung der Nagelpflege zu beachten ist

... über die Unterstützung bei der Verwendung von Hilfsmitteln sprechen können:
- erklären können, was beim Einsetzen und Entnehmen von Hörgeräten und im allgemeinen Umgang mit Hörgeräten zu beachten ist
- erklären können, was grundsätzlich im Umgang mit Kontaktlinsen und Augenprothesen zu beachten ist

... über die Durchführung von Prophylaxen im Rahmen der Körperpflege sprechen können:
- erklären können, was Prophylaxen sind und was bei der Durchführung von Prophylaxen im Rahmen der Körperpflege grundsätzlich zu beachten ist

2.1 Die Haut beobachten

Die menschliche Haut ist (wie auch Augen, Ohren, Nase oder Zunge) ein **Sinnesorgan**. Das bedeutet, dass über sie **Reize** aus der Umwelt **aufgenommen werden**, und zwar zum Beispiel **Druck, Temperatur** (Wärme, Kälte, Hitze), **Berührungen** oder auch **Schmerz**.
Mit einer Fläche, die (je nach Größe, Statur, Gewicht eines Menschen) ca. 1,5–2 Quadratmetern entspricht, ist sie das größte Sinnesorgan.
Veränderungen an der Haut können völlig unterschiedlich sein und Hinweise auf den körperlichen Gesamtzustand eines Menschen geben. Die genaue Beobachtung der Haut und der Hautanhangsgebilde (Hautdrüsen, Nägel und Haare) ist darum eine wesentliche und wichtige Aufgabe der Pflege.
Die Haut kann unterschiedliche **Typen** haben (heller oder dunklerer Teint, wobei helle Hauttypen gegenüber der Sonneneinstrahlung empfindlicher sind) und unterschiedliche **Beschaffenheit** aufweisen: Sie kann eher **fettig** oder eher **trocken** sein, auch sogenannte **Mischhaut** (meist sind die Wangenpartien eher trocken, die Mitte des Gesichts ist eher fettig) ist möglich.

2.1.1 Veränderungen der Hautfarbe

Grundsätzlich ist die Hautfarbe abhängig von der **Pigmentierung** (lat. pigmentum = Farbe) – also ihrer natürlichen „Färbung" – sowie der Situation ihrer **Durchblutung**, die sich wiederum durch bestimmte andere Einflussfaktoren (z.B. Wärme oder Kälte) ändern kann.
Einige Veränderungen der Hautfarbe sind **physiologisch** (das bedeutet: auf die normalen Körperfunktionen zurückzuführen, nicht krankhaft), andere können ein Hinweis auf **pathologische** (krankhafte) Veränderungen sein. Es kommt jeweils eine Vielzahl von Ursachen infrage, hier sind nur einige wenige genannt.

Wichtige **Veränderungen der Hautfarbe:**

Farbveränderungen	**Mögliche Ursachen (physiologisch)**	**Mögliche Ursachen (pathologisch)**
Blässe, „jemand ist weiß“	„Blasser Teint“ (Veranlagung), bei Kälte, Schreck	Niedriger RR[10], Durchblutungsstörungen, Schock[11], Anämie[12]
Rötung (Hautrötung)	Bei Anstrengung, Wärme, Aufregung („rot werden“)	Hoher RR, Entzündung, Fieber, Dekubitus[13]
Gelbfärbung (**Ikterus**)	Bei Neugeborenen („Neugeborenengelbsucht“)	Erkrankungen von Leber bzw. Galle
Blaufärbung (**Zyanose**)	Kälte, z. B. nach Aufenthalt in kaltem Wasser	Ungenügende Versorgung mit Sauerstoff
Schwarze Verfärbung von Gewebeteilen (**Nekrose**)	–	Absterben von Gewebe („Gewebstod“)

2.1.2 Veränderungen der Hautspannung, die Haut im Alter

Veränderungen der Hautspannung

Die Spannung der Haut bezeichnet man als **Hautturgor.** Beeinflusst wird diese Grundspannung durch den Flüssigkeitsgehalt der Haut, welcher wiederum mit der **Flüssigkeitszufuhr** zusammenhängt.

Hautspannung = Hautturgor	**Häufige Ursache**	**Erkennungszeichen**
Herabgesetzte Hautspannung	Mangelnde Flüssigkeitszufuhr bzw. Flüssigkeitsverlust bis zur **Exsikkose** (Austrocknung) der Haut	Hebt man eine Falte an, bleibt sie für wenige Sekunden „stehen“ (anstatt sich sofort wieder zu glätten) = **stehende Hautfalten**
Gesteigerte Hautspannung	Meist bei **Ödemen** (Ödem = Ansammlung von Flüssigkeit im Gewebe), möglich sind aber auch Entzündungen oder Ergüsse (z. B. Bluterguss)	Drückt man die Haut ein, bleibt eine **Delle**, die sich nur langsam zurückbildet

---

10 RR = Abkürzung für den Blutdruck, benannt nach dem Arzt S. Riva-Rocci.

11 Schock (nicht: Schreck) in der Medizin: Unterversorgung mit Blut durch Volumenmangel, ist ein Notfall!

12 Blutarmut.

13 „Druckgeschwür“, siehe Kap. D 6.3.1.

Die Haut im Alter

Im Alter lässt die Elastizität der Haut nach, sie wird nicht nur „trockener“ (also wasserarm, das Unterhautfettgewebe bildet sich zurück), sondern vor allem auch empfindlicher und kann sich zur sogenannten **Pergamenthaut** entwickeln, die spezielle, sehr schonende Pflege benötigt.

2.1.3 Dekubitus, andere Hautveränderungen, Feuchtigkeit und Trockenheit

Neben Veränderungen der **Hautfarbe** und der **Hautspannung** können auch noch weitere Veränderungen auftreten:

a) **Dekubitus**
b) **weitere Hautveränderungen**
c) **Feuchtigkeit und Trockenheit**

a) Dekubitus

Ein für die Pflege bedeutsamer Hautdefekt ist der **Dekubitus** (Druckgeschwür).
Er verläuft in unterschiedlichen Graden, wovon der erste eine **nicht „wegdrückbare“ Hautrötung** ist.
In späteren Stadien findet sich ein **Ulcus** (Mehrzahl: Ulcera, Bedeutung: Geschwür/e, gemeint ist ein Defekt mit Verlust von Gewebe). (Zu Entstehung und Vermeidung eines Dekubitus siehe Kap. D 6.3.1.)

b) weitere Hautveränderungen

Wunden:
Es handelt sich dann um eine Wunde, wenn Haut (oder Schleimhaut) durchtrennt, also **nicht mehr intakt** ist. Wunden entstehen durch unterschiedliche Einwirkungen (z.B. mechanische Einwirkungen wie Kratzen oder thermische Einwirkungen wie Wärme bei Verbrennungen) oder Erkrankungen. Auch ein Dekubitus, bei dem die Haut nicht mehr intakt ist, ist eine Wunde.
Sobald eine Wunde vorliegt, ist zuallermeist das Anlegen eines Verbandes (wird nach Anordnung von DGKP bzw. Ärztin von DGKP bzw. PA[14] durchgeführt) erforderlich.

Entzündungen:
Grundsätzlich muss immer auch auf entzündliche Veränderungen geachtet werden.
Die fünf **Hauptsymptome** einer Entzündung sind:
Rötung, Schwellung, Schmerz, Erwärmung, gestörte bzw. eingeschränkte Funktion.

---

14 PA = Pflegeassistenz.

Diese Anzeichen treten (mehr oder weniger stark) bei allen entzündlichen Veränderungen auf, zeigen sich direkt an den davon betroffenen Körperstellen (lokale Entzündungszeichen) und die Information darüber bzw. der Verdacht darauf muss umgehend weitergeleitet werden. Entzündungsprozesse können (weitere) Auswirkungen auf den gesamten Körper haben (z. B. zeigt sich dann Fieber; siehe auch Kap. F 4.3).

Veränderungen der Haut können außerdem zum Beispiel sein:
Papeln (kleine, erhabene Knötchen), **größere Knötchen** oder **Knoten, Bläschen** oder **Blasen, Pusteln** (mit Eiter gefüllte Bläschen oder Blasen), **Quaddeln** (ödemartige Hautveränderungen, die meist starken Juckreiz auslösen), **Schuppen**, **Krusten** oder auch **Narben**.

Hautveränderungen können auf Allergien, Erkrankungen oder auch auf einen bestimmten Pflegebedarf beziehungsweise auf den Bedarf an **prophylaktischen** (vorbeugenden) **Maßnahmen** hinweisen und müssen darum weitergeleitet werden.

c) Feuchtigkeit und Trockenheit

Ist die Haut sehr feucht oder sehr trocken, führt das ebenfalls zu einem besonderen Pflegebedarf.
Ein häufiger Grund für feuchte Haut ist **verstärktes Schwitzen** beziehungsweise die **verstärkte Bildung von Schweiß** (hier gibt es unterschiedliche Ursachen, z. B. physiologisch Angst oder Aufregung und pathologisch Fieber).
Unter Umständen können von Ärztin bzw. DGKP spezielle Waschungen angeordnet werden.

Bei **Schwitzen** ist Folgendes zu beachten:

- Hautpflege durchführen (Schweiß abwaschen und gut abtrocknen)
- Darauf achten, dass der Betroffene gut zugedeckt ist (sich nicht verkühlt)
- Darauf achten, dass es erhöhten Bedarf an Flüssigkeit geben kann
- Bei Hautfalten „Haut auf Haut" macht starkes Schwitzen meist eine Intertrigoprophylaxe erforderlich (siehe Kap. D 2.2.10)

Achtung:
Das Auftreten von kaltem Schweiß, der kleinperlig ist und „klebrig" wirkt (Klientin ist **kaltschweißig**), muss sofort gemeldet werden, da es sich um einen Notfall handeln kann. Die Pflegeperson bzw. die Ärztin werden umgehend Vitalwerte[15] erheben.

---

15 Vitalwerte können Hinweise über die körperliche Situation eines Menschen geben. Zu den Vitalwerten zählen Angaben zu Blutdruck, Puls, Blutzuckerspiegel und Körpertemperatur.

2.2 Bei der Körperpflege unterstützen

2.2.1 Ganzheitlichkeit, Ressourcen- und Bedürfnisorientierung, Methoden der Körperpflege

Ganzheitlichkeit in der Unterstützung bei der Körperpflege

Die Körperpflege ist nicht allein die Unterstützung bei Reinigung und Pflege des Körpers, sondern – in ganzheitlicher Sicht – eine vielschichtige und sensible **Interaktion** (In-Beziehung-Treten) mit der Klientin.

Üblicherweise halten Menschen, die einander fremd sind, schon unbewusst einen gewissen Abstand zueinander. Die Unterstützung bei der Körperpflege überschreitet diese und noch weitere, auch sehr intime Grenzen.

Gerade deshalb ist ein **vorsichtiges, einfühlsames Vorgehen** nötig. Keinesfalls soll die Klientin das Gefühl haben, dass sie „gewaschen" wird, ohne sich beteiligen zu können und ohne in ihren Wünschen und vielleicht Sorgen wahrgenommen zu werden.

Unterstützung bei der Körperpflege bedeutet, mit dem Menschen, den man unterstützt, in Kontakt zu treten, Gesprächsbereitschaft zu signalisieren und – je nach seinen Wünschen – dann auf unterschiedliche Weise zu kommunizieren. Das gilt auch dann, wenn jemand sich nicht sprachlich äußern kann oder möchte und/oder in ihrer Orientierung und/oder im Bewusstsein eingeschränkt ist. Einerseits wird *in jedem Fall* über das jeweilige Vorgehen informiert, und andererseits sind auch Berührungen eine Form der Kommunikation, weswegen man versuchen wird, sie möglichst so zu gestalten, dass sie dem Betroffenen angenehm sind (siehe auch Kap. D 2.8.1).

Besonders wichtig ist, dass die **Intimsphäre** der Klientin gewahrt bleibt. Es sollte/n ...

- bedacht werden, dass manche Klient*innen sich nicht von einer Person des anderen Geschlechts unterstützen lassen wollen (besonders z. B. ältere Frauen oft nicht von Männern),
- ein Sichtschutz (**Paravent**) aufgestellt werden oder ein **ausziehbarer** Vorhang am Bett verwendet werden, wenn es „Zuseher*innen" geben kann,
- nicht mehr Personen als nötig an der Versorgung beteiligt sein,
- die Bettdecke nie ohne Ankündigung entfernt werden,
- nur jene Körperpartien abgedeckt sein, die gerade versorgt werden (davor und danach mit Handtüchern abdecken),
- nicht ohne zu fragen oder zu informieren das Nachtkästchen oder der Schrank der Klient*innen geöffnet werden, um z. B. eine Haarbürste oder Ähnliches zu suchen,
- selbstverständlich bei niemandem die Körperpflege durchgeführt werden, der sich dagegen wehrt und/oder das ablehnt.

- Klient*innen, die zum Waschbecken oder ins Bad (bzw. zurück) begleitet oder gefahren werden, sollten nicht nur ein Nachthemd tragen, sondern durch einen Morgenmantel bzw. ein Duschtuch geschützt werden!

Ressourcen- und Bedürfnisorientierung

Unterstützung bei der Körperpflege bedeutet *nicht*, eine Klientin zu „waschen", sondern ihr dazu jene Hilfestellung zu geben, die sie benötigt, um möglichst viele eigene **Ressourcen** einbeziehen und erhalten zu können. Ressourcen (siehe Kap. A 2) sind neben

- **körperlichen Fähigkeiten** (z. B. Mobilität, siehe Kap. D 6.2) oder
- **kognitiven (das Denken betreffenden) Fähigkeiten** (z. B. Orientiertheit) auch
- **persönliche Rituale, Vorlieben** und **Gewohnheiten** in Zusammenhang mit der Körperpflege, die einen persönlichen, lebensgeschichtlichen (biografischen) Hintergrund haben.

> Beispiel: Wenn jemand sich ihr Leben lang, wenn überhaupt, dann nur am Sonntag gebadet hat, so wird sie im Alter und im Zustand eingeschränkter Orientiertheit eine tägliche Dusche möglicherweise verunsichern oder sie wird sie ablehnen und vielleicht am Tag nach einem Vollbad eine „Katzenwäsche" wünschen.[16]
> Neben der Einbeziehung persönlicher **Vorlieben** und **Gewohnheiten** muss den Unterstützten auch die für sie **nötige Zeit** gegeben werden. Besonders ältere Menschen brauchen länger als jüngere, um sich auf eine Situation einzustellen (sie haben eine **verlängerte Adaptionszeit**).

Damit die Klientin ihre Ressourcen einbeziehen kann, muss man also auch **an ihren Bedürfnissen orientiert** vorgehen.

Überlegungen, die dazu im Vorfeld angestellt werden:

- Soll eine Reinigung des gesamten Körpers durchgeführt werden oder ist eine Waschung von Gesicht, Achseln, Armen und Händen sowie Intimbereich und Gesäß/Analregion ausreichend?
- Was sind die Bedürfnisse, Vorlieben und Gewohnheiten der Klientin?
- (z. B. Welche Art der Waschung wünscht sie selbst?)
- Was sind ihre Ressourcen?
  (z. B. Wie und wie weit kann sie sich an der Körperpflege beteiligen?)

---

[16] Grundsätzlich ordnet der gehobene Dienst in der Gesundheits- und Krankenpflege im Bereich der Pflege Methode und Utensilien der Körperpflege an, allerdings können gerade in der Unterstützung bei der Basisversorgung wertvolle Beobachtungen zu bestimmten Gewohnheiten gemacht und weitergeleitet werden.

- Wie ist ihr Hautzustand?
- Liegt Inkontinenz vor? (unwillkürlicher Abgang von Harn und/oder Stuhl, Unvermögen, Harn und/oder Stuhl willkürlich und gesteuert auszuscheiden)

Methoden der Körperpflege

Es gibt unterschiedliche Methoden der Körperpflege. Welche gewählt wird, ordnet unter Umständen die DGKP an, und zwar in Abhängigkeit von den **Ressourcen** und **Bedürfnissen** der Klientin.
Auch ob eine Klientin (auf eigenen Wunsch) die Pflege (z.B. ein Bad) unbeaufsichtigt durchführen kann, muss mit dem gehobenen Dienst bzw. der Ärztin abgeklärt werden! Die Methoden der Körperpflege sind:

- Körperpflege im Bett
- Körperpflege am Waschbecken
- Duschen
- Baden

Prinzipiell ist die Körperpflege in allen vier Varianten von leichter Unterstützung bis hin zur fast vollständigen Übernahme durch die Pflegeperson möglich. Hier wird zunächst das Vorgehen bei der Reinigung und Versorgung aller Körperregionen durch die Pflegeperson vorgestellt.
Wenn die Klientin Teile davon selbst übernehmen kann, soll sie dazu angeregt werden.

Wesentlich bei allen hier vorgestellten Methoden ist Folgendes: Sie verstehen sich als Vorschläge, die immer an die jeweilige Situation angepasst werden sollen. Diese Anpassung hat mit räumlich-baulichen Möglichkeiten, insgesamt den Ressourcen und Möglichkeiten im jeweiligen Betreuungs-Setting (= Wo findet die Betreuung statt?) und nicht zuletzt mit den Vorlieben, Interessen und Gewohnheiten derjenigen, die unterstützt wird, zu tun.

2.2.2 Durchführung: Körperpflege im Bett – Vorbereitung und Grundsätze

Vorbereitung Material

- Händedesinfektionsmittel, Handschuhe
- Wenn angeordnet bzw. bei Bedarf werden während der Körperpflege von den Durchführenden **Einmalschürzen** (wegwerfbare Schürzen) getragen
- Waschschüssel mit Wasser in für die Klientin angenehmer Temperatur (Wassertemperatur an der Innenseite des eigenen Handgelenks überprüfen)

- Seife oder medizinische Waschlotion, Pflegeprodukte laut Anordnung[17]
- Drei Waschlappen bzw. Einmal-Waschhandschuhe, Handtücher
- Frische Bettwäsche und Kleidung bzw. Nachthemd, Pyjama
- Spiegel, persönliche Utensilien der Klientin
- Evtl. Material zur Inkontinenzversorgung (Möglichkeiten und Umgang damit: siehe Kap. D 5.5)
- evtl. Utensilien zur Mund- und Zahn-, Augen-, Nasen- und Ohrenpflege, Haar- und Nagelpflege, evtl. auch Rasur (siehe Kap. D 2.3, D 2.4, D 2.5, D 2.6)

Vorbereitung der Umgebung

- Arbeits- und Ablageflächen schaffen, evtl. vorher Flächendesinfektion (siehe Kap. F 7.2.3), Material anordnen
- Abwurfbehälter bereitstellen
- Fenster/Türen schließen, für angenehme Raumtemperatur sorgen
- Besucher*innen aus dem Zimmer bitten
- Sichtschutz anbringen
- Je nach Bedarf Haltegriff („Trapez") so hängen, dass er die Klientin nicht stört

Grundsätze

- **Ressourcen** sollen **erhalten** werden, die Pflegeperson **aktiviert** zu Handlungen, die (wieder) selbst übernommen werden können.
- Die Körperpflege hat auch die Funktion, dass die Unterstützten **den eigenen Körper wahrnehmen** und spüren können.
- Grundsätzlich wird jede Klientin **über jeden Arbeitsschritt informiert**.
- Gerade bei eingeschränkt orientierten Klient*innen ist es gut, wenn die Pflegeperson in deren **Blickfeld** ist und langsam und deutlich die einzelnen Arbeitsschritte erklärt und zeigt (z. B. können Demenzkranke nicht – wie wir – aus dem Zusammenhang schließen. Waschschüssel und Waschlappen bedeuten für sie also nicht automatisch „Waschen", sondern oft müssen sie den Vorgang *gezeigt* bekommen, damit sie sich in der Situation zurechtfinden).

2.2.3 Durchführung: Körperpflege im Bett – Richtlinien zur Hygiene

Wann werden Handschuhe getragen?

- Bei der Versorgung von Klient*innen mit infektiösen Erkrankungen (siehe Kap. F 5)
- Bei der Intimpflege bzw. der Pflege von Gesäß/Anus
- Wenn Kontakt mit Ausscheidungen oder Körperflüssigkeiten zu erwarten ist
- Ansonsten: Wenn man es selbst möchte

---

17 Laut Verordnung am Pflegeplan bzw. – nach Absprache mit DGKP – Wunsch der Klientin.

Wann muss eine Händedesinfektion (siehe Kap. F 9) durchgeführt werden?

- Vor und nach der Unterstützung bei der Körperpflege
- Nach Kontakt mit Ausscheidungen oder Körperflüssigkeiten
- Vor der Entnahme frischer Wäsche aus Kästen etc. (siehe unten)

Wann macht man einen Wasserwechsel?

- Vor dem Beginn der Intimpflege
- Nach der Intimpflege, wenn *nicht* im Anschluss die Reinigung von Gesäß/Anus erfolgt
- Nach der Reinigung von Gesäß/Anus (ist allerdings meist die letzte Körperregion, die versorgt wird)
- Nach jedem Kontakt mit Ausscheidungen (Harn/Stuhl) oder Körperflüssigkeiten
- Nach jedem Kontakt mit von Pilzerkrankungen betroffenen Hautarealen (um eine Ausbreitung zu vermeiden)

Wo kann man das Handtuch ablegen, wenn es nicht benötigt wird?

- Auf einer vorbereiteten Ablagefläche (wo zuvor eine Flächendesinfektion durchgeführt wurde) und *nicht* auf dem Bett

Wann wechselt man Handtuch/Waschhandschuh (Waschlappen)?

- Wie beim Wasserwechsel
- Auf Wunsch der Klientin
- Wenn man es selbst möchte

Zusätzliche Entnahme von Wäsche oder Utensilien während der Pflege:

- Wenn während der Pflege etwas aus Kästen (z.B. Wäsche etc.) entnommen wird, müssen vorher die Handschuhe ausgezogen und die Hände desinfiziert werden

2.2.4 Durchführung: Körperpflege im Bett – Vorgehen

Während es lange Zeit üblich war, die Körperpflege entlang bestimmter, vorgegebener Reihenfolgen durchzuführen, achtet man heute darauf, die Unterstützung bei der Körperpflege den Ressourcen, Bedürfnissen, Gewohnheiten und Vorlieben der Unterstützten anzupassen. Trotzdem sind hier drei mögliche Varianten für das Vorgehen bei der Waschung angeführt.

Drei mögliche Varianten zur Reihenfolge:

Variante 1: Klientin kann sich im Bett aufsetzen und nach vorne beugen
Variante 2: Klientin kann sich im Bett *nicht* aufsetzen und auch nicht nach vorne beugen
Variante 3: Klientin ist weitgehend selbstständig, darf das Bett aber nicht verlassen

Reihenfolge bei Variante 1:
Hände, Gesicht, Hals, Oberkörper, Arme, Rücken – *Nachthemd oder Oberteil kann angezogen werden* – Beine, Füße, Zehen – *Wasserwechsel – Klientin legt sich auf die Seite* – Intimbereich, Gesäß

Reihenfolge bei Variante 2:
Hände, Gesicht, Hals, Oberkörper, Arme, Beine, Füße, Zehen – *Wasserwechsel* – Intimbereich – *Wasserwechsel – Klientin legt sich auf die Seite* – Rücken, Gesäß, *Nachthemd oder Pyjama kann angezogen werden*

Vorgehen bei Variante 3:
Die Klientin ist mit erhöhtem Oberkörper gelagert, alle zur Körperpflege erforderlichen Utensilien werden am Nachtkästchen oder Beistelltisch bereitgelegt. Soweit nötig, wird sie bei der Vorbereitung unterstützt und übernimmt dann die Körperpflege selbst. Wo erforderlich (z.B. Rücken oder Beine) übernimmt die Pflegeperson. Anschließend werden die Utensilien weggeräumt und die benutzten Flächen gereinigt. Verlässt man zwischendurch das Zimmer, weil die Klientin allein sein kann und möchte, muss zuvor die Funktion der Glocke erklärt und überprüft werden.

Die Reihenfolge kann bei allen drei Varianten den Wünschen und Möglichkeiten der Klientin bzw. der Situation angepasst werden. Worauf allerdings immer geachtet werden muss, ist die Einhaltung der oben genannten Richtlinien zur Hygiene.

Die Körperpflege im Bett kann auch im **Querbett** (Methode zur Mobilisation, siehe Kap. D 6.4.2) erfolgen, die Prinzipien sind dann dieselben wie in sitzender/liegender Position, Pflege und Bekleidung können dann wie bei der Körperpflege am Waschbecken (siehe Kap. D 2.2.7) erfolgen.
Kann und möchte die Klientin dabei teilweise allein im Zimmer sein, muss davor wieder die Funktion der Glocke erklärt und überprüft werden.
Grundsätzlich gilt: Auch wenn die Klientin die Pflege teilweise allein durchführt und die Pflegeperson das Zimmer verlassen kann, kontrolliert sie immer wieder, ob die Klientin Hilfe benötigt.

Beim Beginnen der Körperpflege beachten:

- Der Klientin soll, wenn möglich, angeboten werden, Darm/Blase zu entleeren.
- Die beste Ausgangsposition für die Ganzkörperwaschung im Bett:
- **hochgelagerter** Oberkörper (und *nicht* eine flach auf dem Rücken liegende Klientin!)
- Das Bett wird von den Pflegepersonen auf ihre Arbeitshöhe gebracht.
- Es ist nicht immer am besten, mit der Reinigung des Gesichtes zu beginnen (da das gerade bei nicht situativ orientierten Klient*innen zu Abwehr führen kann).
- Die Hände eignen sich gut für den Beginn der Körperpflege im Bett, meist wird es von Klient*innen als angenehm empfunden, die Hände im Wasser der Waschschüssel zu bewegen, dabei überprüft die Klientin auch, ob ihr die Wassertemperatur angenehm ist.
- Wird *nicht* mit den Händen begonnen, soll die Klientin die Wassertemperatur trotzdem zuerst selbst überprüfen! (Hand eintauchen, oder aber es wird ihr der feuchte Waschhandschuh in die Hand gegeben)
- Die meisten Klient*innen schätzen es, wenn sie sich im **Spiegel** betrachten können. Das erhöht oft auch die Motivation, sich selbst an der Körperpflege zu beteiligen.

Während der Körperpflege beachten:

- Am angenehmsten sind für die Klientin bei der Körperpflege **großzügige, flächige Bewegungen**, z.B. den ganzen Arm entlang. Absetzen und zaghafte, tupfende Bewegungen mit einem noch dazu nur halbfeuchten Waschlappen werden als sehr unangenehm empfunden.
- Bei der Versorgung von Beinen oder Intimbereich soll ein Handtuch untergelegt werden, damit die Klientin **nicht im Nassen** liegt.
- Jene Körperregionen, die gerade nicht versorgt werden, sollen mit einem Handtuch abgedeckt werden = **Wahren der Intimsphäre**.
- Waschen und Abtrocknen: Die Pflegeperson wäscht eine Region und trocknet sie anschließend ab; was die Klientin übernehmen kann, übernimmt sie.
- Wird zu zweit gearbeitet und kann die Klientin *nicht* mithelfen, so soll eine Pflegeperson (PP) die Reinigung, die andere das Abtrocknen übernehmen (und auch das soll – zügig – **hintereinander** geschehen). Keine Versorgung durch zwei Personen zugleich, denn das kann für die Klientin irritierend sein.
- Beim Abtrocknen besonders auf Hautfalten (Bauchfalte, unter der Brust bei der Frau usw.) achten, da überall, wo Haut auf Haut liegt, unter Feuchtigkeit die Gefahr eines **Intertrigo** (siehe Kap. D 2.2.10) besonders groß ist.
- Wenn die Klientin **auf die Seite positioniert** wird (zur Reinigung von Rücken bzw. Gesäß), muss auf der Seite, auf die sie sich dreht, entweder eine Pflegeperson stehen *oder* soll das Bettseitenteil hochgezogen sein, damit sie sich festhalten kann.
- Nur bei sehr mobilen, gut orientierten Klient*innen kann das auf eigenen Wunsch entfallen.

2.2.5 Pflege der einzelnen Körperregionen, Augen-, Nasen- und Ohrenpflege

Gesicht, Hals und Nacken

- Das Gesicht ist eine sehr empfindliche Körperregion. „Mit dem Waschlappen ins Gesicht fahren“ wird oft als unangenehm empfunden, wenn möglich, sollte die Klientin das selbst durchführen.
- Viele Klient*innen wollen, dass das Gesicht *nicht* mit Seife (oder medizinischer Waschlotion) gewaschen wird.
- Die Augen werden immer vom äußeren Augenwinkel zum inneren hin gewaschen (siehe auch: Augenpflege).
- Das Gesicht wird in kreisenden Bewegungen von der Stirn hin zum Kinn gewaschen.
- Die Reinigung des Gesichts schließt auch Ohrmuscheln und den Bereich hinter den Ohren ein, dann folgen Hals und Nacken.

Augenpflege

- Das gesunde Auge benötigt keine spezielle Pflege, Reinigung genügt.
- Sind aber noch Verkrustungen oder Verklebungen bzw. ist Sekretion (Absonderung von Körpersekreten) vorhanden, kann eine Entzündung vorliegen (Information weitergeben!). Die Verkrustungen müssen erst aufgeweicht[18], dann vorsichtig gelöst und dann die Augen folgendermaßen gereinigt werden:
  - Klient*innen mit leicht erhöhtem Oberkörper lagern und informieren
  - Für jedes Auge einen neuen Einmalhandschuh verwenden
  - Eine nicht fasernde Kompresse[19] so aus der Packung entnehmen, dass die Fläche, mit der das Auge gereinigt wird, dabei *nicht* mit den Händen in Berührung kommt
  - Das Auge vorsichtig von außen nach innen reinigen, *nicht* reiben (also nicht „hin und her“)
  - Kompresse und Handschuhe wegwerfen

Ohrenpflege

Wird das Ohr mit Wattestäbchen (Watteträger) gereinigt,

- muss für jedes Ohr ein eigenes (oder eine eigene Seite) verwendet werden.
- muss vorsichtig vorgegangen werden.
- muss das Ohr auf Veränderungen beobachtet werden.

---

[18] Es kann angeordnet sein, dass dazu z. B. verdünnte Kamillosan®-Tropfen verwendet werden sollen.

[19] Kompresse = ein Stück Mull (Gaze) oder Vlies, dient auch als Wundauflage, in unterschiedlichen Größen und Formen erhältlich.

- darf nur das Areal, das man von außen sehen kann, gereinigt werden (nicht „weiter hinein"), um Verletzungen vorzubeugen.
- Wenn Klient*innen sehr ängstlich und unruhig sind, sollen Watteträger nicht verwendet werden (beziehungsweise wenn, dann nur Watteträger, die eine Verdickung haben, sodass sie nicht zu weit in den Gehörgang hineingleiten können).

Nasenpflege

Eine spezielle Nasenpflege (z. B. bei liegender Magensonde) wird primär durch die DGKP durchgeführt. Im Rahmen der UBV wird im Bedarfsfall Folgendes übernommen:

- Der Klientin ermöglichen, die Nase selbst zu schnäuzen: Bei erhöhtem Oberkörper werden Taschentücher oder Zellstoff[20] und eine Nierentasse[21] (zum Abwerfen) gereicht
- Kontrolle des Sekrets auf Veränderungen (Blut, Eiter) und Weitergabe von Informationen
- *Vorsichtige* Unterstützung bei der Reinigung der Nase mit angefeuchtetem Watteträger (eine Seite bzw. ein Stück je Nasenloch)
- Versorgung mit Pflegesalbe laut Verordnung an den Nasenflügeln bis an den Innenrand der Nase

Oberkörper und Arme

- Oberkörper, Achselhöhlen und Arme werden in großzügigen Bewegungen gereinigt und vorsichtig abgetrocknet, besonders genau werden alle Körperfalten („Haut auf Haut") behandelt, da keine Feuchtigkeit zurückbleiben darf.
- Der Rücken wird entweder gleich im Zuge der Waschung des Oberkörpers versorgt (Klientin beugt sich vor) oder aber nach Drehung auf die Seite als vorletzte Region (vor dem Gesäß).
- Viele Klient*innen empfinden Reinigung und Abtrocknen des Rückens als besonders angenehm.
- Beim Waschen der Beine gilt besondere Aufmerksamkeit den Zehen und Zwischenräumen: Sie müssen gründlich gereinigt und vor allem abgetrocknet werden, da sich sonst *Fußpilz* entwickeln kann.

Intimbereich und Gesäß

- Aus hygienischen Gründen ist es am besten, für die Versorgung des Intimbereichs **Einmalwaschhandschuhe** zu verwenden, die anschließend entsorgt werden.
- Wenn möglich, soll die Klientin den Intimbereich **selbst** versorgen.

---

[20] Zellstoff = Material, das wie ein Papiertaschentuch bzw. zum Aufsaugen von Flüssigkeiten verwendet wird, z. B. in eine Nierentasse (siehe unten) gelegt.

[21] Nierentasse = nierenförmiger Abwurfbehälter, wird in der Pflege zum Abwerfen, als Auffangbehälter beim Erbrechen oder als Transportmittel zum Vorbereiten verschiedener Utensilien verwendet.

- Wegen der Gefahr der **Verschleppung von Keimen** soll vor und nach der Reinigung dieser Körperregion ein **Wechsel von Waschwasser** und **Handschuhen** erfolgen.
- Wird kein Einmalwaschhandschuh verwendet, muss auch der **Waschlappen** gewechselt werden.
- Zum Abtrocknen wird ein **eigenes Handtuch** verwendet.
- Erst wird vom Bauchnabel nach unten gewaschen, dann auch die **Leisten**, hier muss wieder auf besonders sorgfältiges Abtrocknen geachtet werden.
- Das Gesäß wird meist als letzter Körperteil (nach der Reinigung des Rückens, während die Klientin in Seitenlage positioniert ist) versorgt.

Bei der Frau:
- Wenn möglich: Beine aufstellen und auseinanderspreizen (lassen)
- Immer von vorn nach hinten in Richtung Anus waschen (um Keimverschleppung zu vermeiden), auch nicht „hin und her"!
- Erst die äußeren, dann die inneren Schamlippen und den Scheideneingang waschen (dazu mit Daumen und Zeigefinger auseinanderhalten)
- Vorsichtiges „Trockentupfen", dann, wenn möglich, in Seitenlage den Anus waschen und abtrocknen

Beim Mann:
- Die Vorhaut am Penis wird zurückgezogen, die Eichel gereinigt, Beläge (*Smegma*) entfernt, die Vorhaut wird wieder nach vorn geschoben, dieser Vorgang soll wiederholt werden.
- Dann werden Penis und Hodensack von vorne in Richtung Penis gereinigt und abgetrocknet.
- Dann, wenn möglich, in Seitenlage den Anus waschen und abtrocknen.

Beine und Zehen

- Wichtig ist es, die Zehenzwischenräume sorgfältig zu reinigen und abzutrocknen.

2.2.6 Wechsel des Leintuchs, wenn die Klientin das Bett nicht verlassen kann

- Kann die Klientin das Bett nicht verlassen, wird im Zuge der Körperpflege im Bett auch die Bettwäsche gewechselt.
- Alle Lagerungsbehelfe, die die Klientin nicht unmittelbar benötigt, werden dafür entfernt, das Bett wird, wenn möglich, gerade gestellt (bleibt aber in Arbeitshöhe).
- Dann wird die Klientin auf die Seite positioniert und sieht in Richtung einer der beiden Pflegepersonen (wenn die Klientin es wünscht, trotzdem Bettgitter hochziehen).

- Die andere PP lockert währenddessen das zu wechselnde Leintuch, zieht es heraus und rollt es dann zum Rücken der Klientin ein. Sie nimmt das frische Leintuch, rollt es zur Hälfte ein (die Rolle mit der frischen kommt *unter* die der gebrauchte Wäsche, damit es zu keinem Kontakt kommt) und spannt die andere Seite bei sich unter der Matratze ein. Die Klientin wird vorsichtig über die „Rolle" in der Mitte und zur anderen Pflegeperson gedreht, die dann das frische Leintuch hervorholt, es spannt und unter der Matratze fixiert.
- Die Bezüge von Polster oder Decken können wie üblich gewechselt werden.
- Auf diese Weise können mit etwas Übung *in einem einzigen Arbeitsschritt* zugleich mit dem Leintuch auch zusätzliche Einlagen (Inkontinenzeinlagen) und sogar Schutzhosen (Produkt zur Inkontinenzversorgung, siehe Kap. D 5.5) etc. gewechselt werden.

2.2.7 Unterstützung bei der Körperpflege am Waschbecken

- Ist prinzipiell anzustreben und hat gegenüber der Körperpflege im Bett viele Vorteile (bessere Selbstwahrnehmung der Klientin, sie kann sich besser beteiligen etc.).
- Die Klientin sitzt dabei auf einem Duschsessel[22], Zimmer-WC[23], Rollstuhl oder Sessel und soll gut in den Spiegel sehen können!
- Sie übernimmt alle Handlungen, die sie selbst durchführen kann, oft ist das die Reinigung des Gesichts und des Oberkörpers, Mundpflege, Frisieren, Bekleiden des Oberkörpers.
- Die Pflegeperson gibt die erforderliche Unterstützung, häufig: Pflege des Rückens, der Beine und Füße, des Intimbereichs, beim Ankleiden.

  Vorgehen:
  - Vorbereitung der Klientin, Vorbereitung des Materials
  - Nach der Reinigung unter Einhaltung der Hygiene-Richtlinien und unter Wahrung der Intimsphäre (Abdecken mit Handtuch) erfolgt Unterstützung beim Ankleiden.
  - Dazu steht die Klientin (bei Bedarf mit Unterstützung durch eine oder zwei Pflegepersonen) auf und hält sich am Rand des Waschbeckens fest, am besten leicht nach vorn gebeugt, mit – wenn möglich – gut durchgestreckten Knien, der Sessel/Rollstuhl etc. darf *nicht* zu weit vorn am Waschbecken stehen!

---

22 Duschsessel = fahrbarer Sessel aus Plastik, bei dem ein Teil der Sitzfläche herausnehmbar ist, damit der Intimbereich zum Reinigen (Duschen) zugänglich ist, evtl. kann auch eine Schüssel zum Ausscheiden eingeschoben werden.

23 Auch „Leibstuhl": im Prinzip dem Duschsessel ähnlich, nur aufwendiger in der Ausstattung, sodass darauf (immer ohne eingeschobene Leibschüssel!) auch länger gesessen oder gefahren werden kann, dazu wird eine Sitzauflage verwendet.

  - Die Intimpflege wird, wenn möglich, durchgeführt, während die Klientin steht; kann sie das nicht, werden diese Handlungen im Bett durchgeführt.
- Wenn die Klientin allein im Bad sein kann und möchte, muss vorher die Funktion der Glocke erklärt und überprüft werden!

2.2.8 Unterstützung bei der Körperpflege in der Dusche

- Vorbereitung der Klientin, Vorbereitung des Materials, wichtig: großes Dusch- oder Badetuch!
- Vor dem Duschen wird evtl. der Blutdruck kontrolliert (durch die Entwicklung von Dampf ist in der Dusche die Gefahr von Kreislaufproblemen gegeben!).
- Die Klientin sitzt entweder auf dem (von der Wand ausklappbaren) Duschsitz oder Hocker (beides nur, wenn sie gut mobil ist und stabil sitzt!). Am besten ist ein Duschsessel bzw. Sessel, evtl. auch Zimmer-WC.
- Haltegriffe und Glocke müssen unbedingt vorhanden sein!
- Kann und möchte die Klientin allein duschen, muss die Funktion der Glocke erklärt und überprüft werden.

Vorgehen, wenn Unterstützung erforderlich ist:
- Aufbringen der Seife/Waschlotion
- Kontrolle der Wassertemperatur (durch Pflegeperson bzw. Klientin)
- Abduschen
- Eventuell Haarwäsche (wenn, dann zum Schluss)
- Sobald möglich, soll jeweils das Abtrocknen erfolgen.
- Das Ankleiden kann – bei Bedarf – erfolgen wie bei der Unterstützung am Waschbecken. Bei Klient*innen, die nicht so lange sitzen können, kann es auch im Bett durchgeführt werden.

2.2.9 Unterstützung bei der Körperpflege: Baden

- Ein Bad ist z.B. generell nicht möglich bei Klient*innen mit infektiösen Erkrankungen, nach Operationen, bei offenen Wunden oder Herz-Kreislauf-Erkrankungen.
- Vor dem Bad erfolgt evtl. eine Kontrolle des Blutdrucks (das warme Wasser kann die Gefahr von Kreislaufproblemen erhöhen).
- Die Badezimmertüre darf von innen nicht zugesperrt werden (damit im Bedarfsfall Hilfe ins Zimmer kann), darum nur außen ein Schild „Besetzt“ anbringen.

- Kann und möchte die Klientin allein baden (evtl. nach Rücksprache mit DGKP), muss die Funktion der Glocke erklärt und überprüft werden.

Vorgehen:
- Der Ein- und Ausstieg erfolgt mit dem Badelifter, sofern die Unterstützung durch eine bzw. zwei PP nicht ausreicht. Grundsätzlich ist der Lifter auch bei Klient*innen, die teilweise mobil sind, eine gute Wahl, da im Bad die Rutsch- und Sturzgefahr erhöht ist. (Verwendung des Badelifters nur nach genauer Instruktion!)
- Wassertemperatur immer vorher überprüfen (Pflegeperson *und* Klient!)
- Waschlotion/Seife/Badezusätze auf Anordnung bzw. laut Pflegeplanung bzw. Wunsch der Klientin
- Meist erfolgt im Zuge des Badens auch Haar- und Nagelpflege (da die Nägel dann schon weich sind, beides siehe Kap. D 2.4 und D 2.5)
- Körperpflege durchführen, anschließend abduschen!
- Ausstieg aus der Wanne (evtl. mit dem Lifter), abtrocknen
- Vorsicht: Durch ölhältige Badezusätze (Ölbad) kann sich am Boden der Badewanne ein Rückstand bilden, der die Ausrutschgefahr erhöht!
- Eventuell Transfer auf einen Duschsessel, ein Zimmer-WC oder einen Sessel
- Wenn Unterstützungsbedarf gegeben ist, kann das Ankleiden wie bei der Körperpflege am Waschbecken erfolgen, wenn die Klientin nicht so lange sitzen kann, im Bett.

2.2.10 Hautpflegemittel, Hautpflege, Intertrigo und Intertrigoprophylaxe

Hautpflegemittel

Welche Mittel zur Hautpflege verwendet werden, ist durch die DGKP bzw. in der Pflegeplanung angeordnet.

Seifen: Seifen wird zugeschrieben, dass sie die Haut belasten, austrocknen (eigentlich: entfetten) und strapazieren können. Grundsätzlich muss eine gute Beobachtung der Haut erfolgen, um reagieren zu können, falls es zur Austrocknung oder Hautreizung gekommen sein sollte. Es gibt auch Seifen oder Duschbäder mit **rückfettender Wirkung**, die die Entfettung der Haut ausgleichen sollen.

Syndets: Sind waschaktive Subtanzen, die zwar die Reinigungskraft von Seife, nicht aber deren austrocknende Wirkung haben sollen. Häufig sind medizinische Waschlotionen eigentlich Syndets.

Weitere Hautpflegemittel siehe Kap. E 3.1.3.

Hautpflege

Schließt die Beobachtung der Haut und ihre Versorgung mit angeordneten Pflegemitteln ein.

Allgemein:

- Seifen müssen immer abgewaschen werden! Sie können die Haut belasten, Reste auf der Haut können Juckreiz hervorrufen.
- Bei Seifen, die *keine* rückfettenden Substanzen enthalten, dauert es ungefähr zwei Stunden, bis die Haut den ursprünglichen Zustand wiederhergestellt hat; wenn rückfettende Substanzen enthalten sind, deutlich kürzer.
- Es soll also nach der Reinigung mit Seife **rückgefettet** werden (z.B. mit rückfettenden Cremes oder Lotionen).
- Das Wasser soll *nicht zu heiß* sein, da dies auch entfettende Wirkung hat.
- Bei Bedarf wird die **Intertrigo-Prophylaxe** (siehe unten) durchgeführt.

Beobachtung:

- Reaktionen der Haut auf Pflegemittel müssen beobachtet werden.
- Veränderungen wie Rötungen, Läsionen (kleine Verletzungen), Defekte, Blasenbildung oder Wunden müssen weitergeleitet werden.
- **Intertrigoprophylaxe** (siehe unten) und **Dekubitusprophylaxe** (siehe Kap. D 6.3.1) sind wesentliche vorbeugende Maßnahmen der Hautpflege.
- Sobald eine **Wunde** (Durchtrennung von Haut oder Schleimhaut) vorliegt, ist ein **Verband** erforderlich (Anordnung bzw. Durchführung durch DGKP).
- Es gibt unterschiedlichste Formen, in der Regel besteht ein Verband aus einer sogenannten Wundauflage und einer Fixierung. Die einfachste Form, z.B. Leukoplast®, ist ein sogenannter „Wundschnellverband".

Intertrigo und Intertrigoprophylaxe

Intertrigo sind rote, nässende und juckende Hautdefekte in *Hautfalten*. Sie entstehen durch *Reibung von Haut auf Haut* beziehungsweise durch *Hauterweichung bei Feuchtigkeit*. Intertrigo birgt auch die Gefahr der Entwicklung von Pilzerkrankungen der Haut.

Intertrigoprophylaxe: Maßnahmen zur Vorbeugung eines Intertrigo, Ziel: intakt und gesund bleibende Haut an den gefährdeten Stellen.

Gefährdete Stellen am Körper:

- unter den Brüsten, unter der Bauchfalte

- unter den Achseln
- in der Leiste (= inguinal)
- Oberschenkelinnenseiten
- Analfalte
- Finger- und Zehenzwischenräume
- alle anderen Stellen, an denen „Haut auf Haut" liegt

Faktoren, die das Risiko erhöhen:
- Feuchtigkeit, besonders durch Schwitzen und Inkontinenz (siehe Kap. D 5.5)
- Belastete, strapazierte Haut
- Eingeschränkte Bewegungsfähigkeit

Maßnahmen:
- Hautbeobachtung und -kontrolle, Klient*innen auch nach juckenden Stellen fragen!
- Trockenhalten der Hautfalten bzw. gutes Abtrocknen nach der Reinigung
- Kein Reiben beim Abtrocknen, sondern eher Abtupfen
- Vermeiden, dass „Haut auf Haut" liegt: Einlegen von Kompressen, die nicht fasern
- Die Anwendung von Puder (als Hautschutz) bzw. fetthaltigen Schutzcremes *unter* diesen Kompressen ist umstritten, Maßnahme wie von DGKP bzw. in der Pflegeplanung angeordnet durchführen.
- *Keinesfalls* dürfen Puder und Creme kombiniert werden (führt zu Verklumpungen, die die Haut zusätzlich reizen).
- *Lotionen* sollen ebenfalls nicht angewendet werden, da sie sehr wasserhaltig sind und Feuchtigkeit vermieden werden soll.
- Die Belüftung der Haut ermöglichen (luftdurchlässige Bekleidung)

2.3 Bei der Mund- und Zahnpflege unterstützen

Die Unterstützung bei der Mund- und Zahnpflege erfolgt – je nach Ressourcen der Klientin – im Bett, Querbett (siehe Kap. D 6.4.2) oder am Tisch.

2.3.1 Mundschleimhaut, Mundhöhle, Zunge, Zähne und Lippen beobachten

Die Unterstützung bei der Mund- und Zahnpflege umfasst auch die Beobachtung von
- Zunge,

- Mundschleimhaut, Mundhöhle,
- Zähnen und Zahnfleisch,
- Lippen

... sowie die Weiterleitung von Veränderungen und je nach Bedarf auch ihre Versorgung auf Anordnung von DGKP bzw. Ärztin.

Beobachtung der Zunge

Die Zunge ist normalerweise feucht, frei von Belägen und rosafarben.
Mögliche Veränderungen sind:

- Beläge
- Trockenheit
- Läsionen (kleine Verletzungen), Blutungen
- Farbveränderungen (z. B. „rote“ Zunge)

Weißliche, schwer bis gar nicht abwischbare, flächige Beläge können ein Hinweis auf **Soor** (siehe Kap. D 2.3.3) sein.

Beobachtung der Mundschleimhaut und Mundhöhle

Die Mundschleimhaut ist normalerweise feucht, frei von Belägen und rot.
Mögliche Veränderungen sind:

- Beläge (auch durch Soor, siehe Kap. D 2.3.3, hervorgerufen)
- Trockenheit (verminderte Speichelproduktion)
- Läsionen, Blutungen, Bläschen
- Entzündungszeichen wie Rötung, Schwellung, Schmerz
- starker Mundgeruch (kann auf Erkrankungen hinweisen)

Beobachtung der Zähne und des Zahnfleischs

Hier ist besonders zu achten auf:

- lockere Zähne
- Blutungen
- Druckstellen von Zahnprothesen
- Entzündungszeichen wie Rötung, Schwellung, Schmerz

Beobachtung der Lippen

Hier ist besonders zu achten auf:

- Trockene Lippen
- Hauteinrisse in den Mundwinkeln (Rhagaden)

2.3.2 Unterstützung bei allgemeiner und spezieller Mundpflege

Allgemeine Mundpflege umfasst jene Maßnahmen der Reinigung und Pflege von Mundhöhle, -schleimhaut, Zunge, Zahnfleisch und Zähnen (bzw. Zahnprothesen), die jemand durchführt, wenn keine Erkrankung oder Beeinträchtigung vorliegt.
Spezielle Mundpflege umfasst zusätzliche Maßnahmen, die durch Erkrankungen, Beeinträchtigungen oder Veränderungen erforderlich werden.

Allgemeine Richtlinien zur Unterstützung bei der Mundpflege

- Die Maßnahmen der allgemeinen und speziellen Mundpflege werden mit **Handschuhen** durchgeführt!
- Die sogenannte **Aspiration** (das Eindringen von Fremdkörpern, also auch Flüssigkeiten in Luft- und Atemwege) muss unbedingt vermieden werden. Eine Aspiration führt zunächst zum Verschlucken, d.h. Nahrung oder Flüssigkeit gelangen statt in die Speise- in die Luftröhre. Normalerweise wird das Verschluckte wieder abgehustet, bei Menschen in reduziertem Allgemeinzustand kann es aber zu schwerwiegenden Folgen führen (**Lungenentzündung**, wenn ein Fremdkörper über die Luftröhre ins Lungengewebe gelangt, bis hin zur **Gefahr der Erstickung**), wenn dieser die Luftröhre verlegt.

Darum gilt:
Bei den Maßnahmen der allgemeinen und speziellen Mundpflege muss die Klientin mit **erhöhtem Oberkörper** (niemals liegend!) positioniert sein!
Werden flüssige Stoffe (Wasser, Mundpflegelösung) über ein Mundpflegestäbchen (siehe unten) in die Mundhöhle eingebracht, so muss das Stäbchen davor am Becherrand so **ausgedrückt** werden, dass die Klientin keine Flüssigkeit verschlucken kann, es darf nur *feucht*, nicht aber „tropfend nass" sein!

Unterstützung bei der allgemeinen Mundpflege

Dabei wird der Klientin jene Unterstützung gegeben, die nötig ist, damit die allgemeine Mundpflege durchgeführt werden kann. Es kann sich dabei um die Unterstützung bei folgenden Maßnahmen handeln:

a) Zahnpflege („Zähneputzen") inkl. Ausspülen
b) Einsetzen und Herausnehmen von Zahnprothesen, Prothesenpflege
c) Ausspülen des Mundes außerhalb der Zahnreinigung

a) Zahnpflege inkl. Ausspülen

- Benötigte Utensilien: Zahnbürste, Zahnpasta (es gibt auch Einmalzahnbürsten mit integrierter Zahnpasta), Becher mit Wasser, Nierentasse, Handtuch

- Durchführung:
- Die Klientin spült den Mund aus (Nierentasse danach aus ihrer Sichtweite geben, um Übelkeit zu vermeiden).
- Die Reinigung erfolgt mit Zahnpasta/Zahnbürste in kreisenden Bewegungen von oben nach unten (nicht: „hin und her nach links und rechts"), auch die Kauflächen der Zähne werden gereinigt.
- Die Klientin spült den Mund aus, gegebenenfalls kann dabei auch *Mundwasser* verwendet werden: Hier werden dem Wasser, mit dem gespült wird, einige Tropfen beigegeben.

b) Pflege, Einsetzen und Herausnehmen von Zahnprothesen

Zahnprothesen können die Zähne eines Kiefers (Ober- oder Unterkiefer) ganz oder teilweise (*Teil*prothesen für Ober- oder Unterkiefer) ersetzen.

Pflege

Ihre **Aufbewahrung** erfolgt in einer (mit Namen beschrifteten) Prothesenschale, die mit frischem Wasser gefüllt wird, meist wird eine Reinigungstablette („Tab") beigegeben. Die Schale enthält ein herausnehmbares Gitter, das mitsamt der Prothese entnommen werden kann.
Ihre **Reinigung** erfolgt vor und nach dem Einlegen in die Prothesenschale. Verwendet werden dazu spezielle Prothesenbürsten und spezielle Prothesenreinigungs-Cremes (Achtung: Herkömmliche Zahnpasta kann den Kunststoff der Prothese schädigen!).
Durchführung: Handschuhe anziehen, Prothese am Waschbecken unter fließendem Wasser reinigen. Manchmal wird empfohlen, bei ein wenig eingelassenem Wasser zu reinigen, damit die Prothese, falls sie entgleitet, nicht zu Bruch gehen kann.

Grundsätzlich sollen Zahnprothesen ohne zusätzliche Haftmittel an den Kiefern halten, allerdings ist dies nicht immer der Fall. Schlecht sitzende Prothesen stellen eine Gefahr dar und müssen deshalb **zahnärztlich begutachtet** werden, oft kann durch Unterfütterung oder Abschleifen die Passgenauigkeit wiederhergestellt werden.
Wird eine Hafthilfe benötigt, stehen z. B. folgende Mittel zur Verfügung:
Haftcreme, Haftpulver und **Haftkissen** – diese Produkte werden nach Herstellerangaben verwendet, in der Regel soll Haftcreme (sparsam, da die Prothese sonst nur schwer entfernt werden kann) auf die *trockene*, Haftpulver auf die *feuchte* Prothese aufgebracht werden.

Einsetzen und Herausnehmen von Zahnprothesen

Einsetzen: Zuerst wird die (jeweils abgespülte, gereinigte) Prothese für den Unterkiefer, dann die für den Oberkiefer eingesetzt.

Herausnehmen: Zuerst wird die Prothese für den Oberkiefer, dann die für den Unterkiefer entnommen.
Lässt sich die Prothese nur schwer entnehmen (häufig am Oberkiefer der Fall), so muss versucht werden, ein wenig Luft unter eine Stelle des Randes zu bringen (durch *vorsichtigen* Versuch, sie ein wenig zu bewegen), dann ist in der Regel ein einfaches Entfernen möglich. Kein „Zerren"!

Wichtig
Zahnprothesen können (besonders in Rückenlage der Klientin und wenn ihr Sitz nicht exakt ist) nach hinten rutschen, was zu Erstickungsgefahr führen kann. Wichtig ist deshalb, dass solche Zahnprothesen am Abend **entfernt** werden (grundsätzlich geschieht das nach Wunsch/Gewohnheit der Klientin bzw. nach Verordnung im Pflegeplan). Lehnt eine Klientin mit solchen Zahnprothesen es ab, dass sie beim Zubettgehen entfernt werden, muss eine Information an die DGKP erfolgen!

c) Ausspülen des Mundes außerhalb der allgemeinen Mundpflege

Wird nach dem Erbrechen angeboten.
Benötigte Utensilien: Becher mit Wasser, Nierentasse, Handtuch
Die Klientin erhält Gelegenheit, den Mund auszuspülen und sich abzutrocknen, Nierentasse und die anderen Utensilien werden danach entfernt.

Mitwirkung an der Unterstützung bei der speziellen Mundpflege

Spezielle Mundpflege umfasst Maßnahmen
a) der Beobachtung,
b) der Reinigung/Pflege und der Vorbeugung von Problemen und Erkrankungen,
c) der Durchführung allfälliger, weiterer Interventionen gemäß Pflegeplanung bzw. ärztlicher Anordnung.

Das ist zum Beispiel der Fall, wenn die allgemeine Mundpflege nicht ausreichend oder nicht durchführbar ist – z. B. aufgrund des reduzierten Allgemeinzustandes der Klientin, wenn die Klientin nicht isst und trinkt, wenn bestimmten Erkrankungen vorgebeugt werden soll (z. B. Soor und Parotitis durch **Soor- und Parotitisprophylaxe**) oder wenn Erkrankungen vorliegen, denen im Rahmen der speziellen Mundpflege entgegengewirkt wird.

a) Spezielle Maßnahmen der Beobachtung

- ... können unter Zuhilfenahme einer Stablampe oder kleinen Taschenlampe, eventuell auch eines Mundspatels erfolgen, mit dem die Wangenschleimhaut vorsichtig zur Seite gedrückt wird.

b) Spezielle Maßnahmen der Reinigung/Pflege und Vorbeugung

- Material (auch in fertigen Mundpflegesets erhältlich):
- Mundpflege-Reinigungsstäbchen mit Schaumstoff (von DGKP kann auch eine spezielle Klemme mit eingespanntem Kugeltupfer (kugelförmige Kompresse) bzw. Kompresse verwendet werden)
- Lösung laut Verordnung durch Pflegeplan oder Ärztin in einem Becher
- Eventuell: verordnete Pflegemittel
- Zellstoff, Handtuch, Nierentasse
- Durchführung:
- Das Mundpflege-Reinigungsstäbchen wird in die Flüssigkeit im Becher eingetaucht und am Rand so ausgedrückt, dass die Klientin keine Flüssigkeit verschlucken kann (*feucht*, nicht „tropfend nass"!).
- Nun werden Zunge, Mundhöhle, Wangentaschen, Zahnfleisch und die Zähne vorsichtig gereinigt, wobei immer von hinten nach vorn vorgegangen wird (beugt der Verschleppung von Keimen vor).
- Anstelle des Mundpflege-Reinigungsstäbchens kann (mit Einverständnis der Klientin) auch eine um den Finger (Handschuh!) gewickelte Kompresse verwendet werden, in diesem Fall muss der Handschuh aus geschmacksneutralem Material (z. B. Silikon) sein.
- Außerdem kann die Durchführung der **Soor- und Parotitisprophylaxe** angeordnet sein, sie wird in Kap. D 2.3.3 erklärt.

c) Durchführung spezieller Maßnahmen der Behandlung (Mitwirkung im Rahmen der UBV)

Nach Anleitung und Anordnung des gehobenen Dienstes in der Gesundheits- und Krankenpflege können Maßnahmen, mit denen man einzelnen Problemen bzw. Erkrankungen entgegenwirken möchte, durchgeführt werden.

- Probleme bzw. Erkrankungen können sein: trockene Zunge, trockene Mundhöhle, trockene Lippen, Beläge, Läsionen.
- Maßnahmen der Mitwirkung an der Behandlung können sein: die Anwendung von künstlichem Speichel[24], Gewährleistung von Flüssigkeitszufuhr, Durchführung von Mundspülungen, Lippenpflege mit Salbe, Entfernung von Belägen im Rahmen der speziellen Maßnahmen der Reinigung und Pflege, Bepinseln mit Tinkturen und Ähnliches.

---

24 Künstlicher Speichel ist ein Medikament, das den Speichel ersetzt.

2.3.3 Soor- und Parotitisprophylaxe

Soorprophylaxe

Soor (Anmerkung: *der* Soor) ist eine Pilzerkrankung, die unter bestimmten Umständen Schleimhäute befallen kann. Er wird durch einen Hefepilz (Candida albicans) hervorgerufen. Es zeigen sich **weißliche, schwer oder gar nicht abwischbare, flächige Beläge** auf Zunge und Mundschleimhaut.

Besonders gefährdet sind Klient*innen, die

- keine Nahrung und Flüssigkeit zu sich nehmen (da dies zu verringertem Speichelfluss führt)
- durch den Mund atmen, da dies zur Austrocknung der Schleimhäute führt
- sich in herabgesetztem Allgemeinzustand befinden
- Antibiotika (siehe Kap. E 4) einnehmen
- sich zuckerreich ernähren bzw. Diabetiker*innen sind (Diabetes begünstigt Pilzerkrankungen)

Maßnahmen und Ziel der Soorprophylaxe:

- Regelmäßige Mundpflege, besonders: Entfernung eventueller Beläge der Zunge sowie Speisereste aus der Mundhöhle
- Anregen des Speichelflusses (nach Anordnung und Anleitung durch DGKP, z. B.: Anregen zur Kautätigkeit, viel Flüssigkeitszufuhr, Durchführen von Mundspülungen, eventuell auch Pflege der Mundhöhle mit angeordneten Lösungen, die z. B. Kamille enthalten, vorsichtiges Massieren der Ohrspeicheldrüsen)

Ziel der Soorprophylaxe ist, dass Zunge und Mundhöhle gut gereinigt und frei von Belägen und Speiseresten sind und dass sich kein Soor entwickelt.

Parotitisprophylaxe

Bei einer **Parotitis** handelt es sich um eine (meist einseitige) durch Bakterien hervorgerufene Entzündung der Ohrspeicheldrüse. Sie ist dann angeschwollen, wobei die Betroffene Schmerzen hat.
Parotitis entsteht, wenn nur wenig Speichel gebildet wird, da der Speichel üblicherweise (durch „Herausspülen“) gewährleistet, dass keine Bakterien in die Ausführungsgänge der Speicheldrüsen gelangen können.

Besonders gefährdet sind somit

- Klient*innen, die einige Zeit nichts essen und/oder trinken (Kauen regt die Speichelbildung an),
- Klient*innen, bei denen Flüssigkeitsmangel vorliegt.

Maßnahmen und Ziel der Parotitisprophylaxe:

- Regelmäßige Mundpflege
- Anregen des Speichelflusses, wie unter „Soorprophylaxe“ erläutert

Ziel der Parotitisprophylaxe ist, dass die Klientin ohne Schmerzen kauen kann, dass es zu regelmäßigem Speichelfluss kommt bzw. dieser erhalten bleibt und dass sich keine Parotitis entwickelt.

2.4 Bei Haarwäsche, -pflege und dem Rasieren unterstützen

2.4.1 Haarwäsche und -pflege

Die Reinigung und Pflege der Haare hat für die meisten Menschen eine Bedeutung, die über den Wunsch nach „Sauberkeit“ hinausgeht. Es sind damit auch ästhetische Empfindungen und viele Vorlieben und Gewohnheiten verbunden!

Unterstützung bei der Haarwäsche – Arbeitsschritte:

- Die Haare werden nass gemacht.
- Es wird – nach Wunsch – Shampoo aufgetragen. Das Shampoo wird einmassiert, dann ausgespült.
- Die Haare werden mit dem Handtuch vorgetrocknet, dann geföhnt.

Prinzipiell kann dieser Vorgang **am Waschbecken**, **im Rahmen des Duschens** oder **beim Baden**, ebenso aber im Bett erfolgen.
Am Waschbecken wird der Kopf vorsichtig vornübergebeugt, es erfolgen dann der Reihe nach die einzelnen Schritte. Das erfordert allerdings hohe Mobilität (hier: Beweglichkeit) der Klientin.

Unterstützung bei der **Haarwäsche im Bett:**
Es werden Haarwaschbecken benutzt, die im Bett verwendet werden können. In der Regel sind dies Plastikwannen mit einer Einlassung, in die die Betroffene den Kopf legen kann. Besser noch sind neuere, aufblasbare Produkte geeignet, da sie den größtmöglichen Komfort bieten. Haarwaschbecken haben einen „Abfluss“, der aus dem Bett hängen kann und unter den ein Eimer gestellt wird.

Benötigtes Material: Haarwaschbecken, Eimer für den Abfluss, Krug mit Wasser in der der Klientin angenehmen Temperatur, Handtuch zum Schutz der Klientin (kann um die Schultern und unter das Haarwaschbecken gelegt werden), Haarshampoo, Balsam oder andere Pflegeprodukte (nach Wunsch der Klientin bzw. nach Herstellerangaben verwenden), evtl. Waschlappen, Handtücher, Haarföhn.

Bei der Haarwäsche und -pflege ist Folgendes zu beachten:

- Das Massieren der Kopfhaut wird von vielen Klient*innen als äußerst angenehm empfunden.
- Die Kopfhaut (siehe Kap. D 2.1) muss auf Veränderungen beobachtet werden.
- Es muss darauf geachtet werden, dass kein Wasser in die Augen bzw. Ohren gelangt. Eventuell möchte sich die Klientin einen trockenen Waschlappen vor die Augen halten.
- Beim Föhnen muss darauf geachtet werden, dass kein Wasser in der Nähe ist!
- Nicht zu heiß föhnen!
- Wenn möglich (besonders aber in Wohnbereichen) gewünschte Technik zum Haaretrocknen ermöglichen (z. B. Lockenwickler).
- Bei Klient*innen, die das Bett nicht verlassen, muss darauf geachtet werden, dass Haarspangen oder -kämme nicht drücken (bzw. auch nicht zu Druckstellen führen können!).
- Haare dürfen nie ohne Einverständnis der Klientin geschnitten werden!

2.4.2 Rasieren

- Soll männlichen Klienten ermöglicht werden, sooft es gewünscht wird.
- Sehr häufig sind auch Klienten mit eingeschränkter Orientiertheit dazu in der Lage, sofern sie das nötige Material, Zeit und Gelegenheit dazu haben.
- Ein Spiegel muss bereitgestellt werden.

(Versuche nur unter Anleitung und Aufsicht, der elektrische Rasierapparat darf nicht in der Nähe von Wasser verwendet werden).

Rasur mit elektrischem Rasierer (Trockenrasur):

- Immer den eigenen Rasierapparat des Klienten verwenden
- Nach Gebrauch Rasierkopf öffnen und mit zugehörigem Pinsel reinigen
- Das Gesicht muss dazu *trocken* sein!

Rasur mit Nassrasierer (Nassrasur):

- Benötigt wird: Rasierschaum, Nassrasierer, Wasser, Waschlappen, Handtuch, Spiegel
- Zu rasierendes Areal mit Rasierschaum eincremen

- Haut mit einer Hand spannen und mit der anderen Hand mit dem Rasierer arbeiten (nur von „oben nach unten“ rasieren, absetzen, wieder von oben nach unten usw.)
- Das soll in kurzen, vorsichtigen Bewegungen und *in* Haarwuchsrichtung geschehen
- Danach mit einem feuchten Waschlappen den Rasierschaum entfernen
- Rasierwasser auftragen (nach Wunsch des Klienten)
- Klienten in den Spiegel sehen lassen
- Bei Klienten, die **gerinnungshemmende Medikamente** einnehmen, darf keine Nassrasur durchgeführt werden!

2.5 Bei der Maniküre und Pediküre unterstützen

2.5.1 Die Nägel beobachten

Die Nägel zählen zu den **Hautanhangsgebilden** und haben grundsätzlich Schutzfunktion für Finger- und Zehenkuppen.
Sie können Veränderungen in **Farbe, Form** und **Beschaffenheit** zeigen.

Veränderungen der Nägel, die sichtbar sein können:

Veränderungen der Farbe	**Veränderungen der Form**	**Veränderungen der Beschaffenheit**
Grau, gelblich (z. B. bei Pilzerkrankungen)	„Uhrglasnägel“[25] (z. B. bei chronischem Sauerstoffmangel)	Einwachsen der Nagelränder (z. B. bei Druck durch die Schuhe)
Blaue oder schwarze „Flecken“ (z. B. bei Bluterguss)		Dicke, raue Nägel (z. B. bei Nagelpilz)
Gelblich (z. B. bei Ikterus, siehe Kap. D 2.1.1)		Entzündungen des Nagelbettes (z. B. nach Verletzungen)
Braun, gelblich (z. B. bei starken Rauchern)		Brüchige Nägel (z. B. bei Mineralstoffmangel)

[25] Der Nagel ist größer, rundlich geformt und stark gewölbt.

2.5.2 Durchführung der Nagelpflege

Nägel werden (je nach persönlicher Vorliebe) in unterschiedlicher Länge getragen. Liegt Pflegebedarf vor, ist es oft günstig, wenn sie die Fingerkuppen nicht überragen, allerdings dürfen Nägel **nie ohne Einverständnis** der Klientin geschnitten werden!
Besondere Beachtung brauchen die Nägel bei Klient*innen, die **Lähmungen** haben, von denen auch die Hand betroffen ist (meist: Halbseitenlähmung nach Schlaganfall), da hier die Gefahr des Einwachsens besonders groß ist. Die Nagelpflege soll hier nur durch darin erfahrene/geübte Personen erfolgen.
Besondere Vorsicht ist bei Klient*innen mit **Diabetes** geboten, ebenso bei Klient*innen mit **Durchblutungsstörungen**. Hier kann es nach Verletzungen von Nägeln oder an der Haut der Zehen bzw. des Fußes zu Wundheilungsstörungen kommen. Auch hier soll die Nagelpflege nur durch erfahrene/geübte Personen (evtl. auch durch **medizinische Fußpflege**) durchgeführt werden.
Ebenso ist Vorsicht bei Klient*innen geboten, die **Medikamente** mit Einfluss auf die **Blutgerinnung** (Antikoagulantien) einnehmen. Auch hier soll die Nagelpflege nur durch darin erfahrene Personen erfolgen.
Dasselbe gilt für Klient*innen mit sehr **harten** Nägeln (häufig bei Fußnägeln der Fall), hier bietet sich ebenfalls die Hinzuziehung von **Fußpfleger*innen** oder **medizinischen Fußpfleger*innen** an, da sie auch über die nötigen Geräte (und Kenntnisse) verfügen.

Benötigtes Material:

- Schüssel zum Baden der Hände oder Füße (der Klientin angenehme Wassertemperatur!)
- Handtücher
- Abwurfbehälter (z.B. Nierentasse)
- Zellstoff
- Nagelbürste, -schere und/oder -feile

Durchführung:

- Die betreffende Extremität (Hände oder Füße) baden, um die Nägel aufzuweichen. (Bei Durchführung im Bett wird die Schüssel auf einen Sessel neben das Bett oder auf das Beistelltischchen gestellt, am besten ein Handtuch unter die Schüssel legen.)
- Die Nägel werden abgetrocknet und vorsichtig gebürstet.
- Es wird ein Handtuch unter die betreffende Extremität gelegt.
- Die Nägel werden vorsichtig geschnitten (höchstens bis zur Kuppe der Zehe oder des Fingers).
- Es wird darauf geachtet, dass der Nagel links und rechts abgerundet ist (verhindert das Einwachsen).

- Eventuell können die Nägel noch gefeilt werden (immer nur in eine Richtung, nicht „hin und her“, sonst kann der Nagel brüchig werden).
- Die Nagelfeile hat eine abgerundete Spitze, die sich zur Reinigung der Region unterhalb der Nägel eignet.
- Die Nägel bzw. Füße können zum Abschluss eingecremt werden.

2.6 Bei der Verwendung von Hilfsmitteln unterstützen

2.6.1 Umgang mit Hörgeräten

Hörgeräte gleichen Hörverluste aus. Sie sind batteriebetrieben, moderne Geräte haben auch Ladestationen. Es gibt die Geräte in unterschiedlichen Ausführungen, wobei der Umgang damit unterschiedlich ist. Hier werden grundsätzliche Typen und mögliche Umgangsempfehlungen gezeigt, im Zweifel geben aber die Herstellerfirmen bzw. Hörgerät-Techniker*innen Auskunft.

HdO-Geräte = Hinter-dem-Ohr-Geräte

Das eigentliche Gerät liegt „hinter“ dem Ohr. Es ist über den *Schallschlauch* mit dem *Ohr-Passstück* (Otoplastik) verbunden, dieses wird in die Ohrmuschel eingelegt.
HdO-Geräte mit sogenannter *offener Versorgung* haben keine Otoplastik, sondern es wird nur ein kleines „Schirmchen“ in den Gehörgang gelegt, das über den Schallschlauch mit dem Hörgerät verbunden ist. (Vorteil: Ohrmuschel bleibt „frei“).

IO-Geräte = Im-Ohr-Geräte

Sie werden im Ohr getragen, und zwar je nach Geräte-Typ an unterschiedlichen Orten.
Concha-Geräte werden in der Ohrmuschel getragen (sind sichtbar, meist hautfarben).
Gehörgangs-Geräte werden im Gehörgang getragen, und zwar entweder in der Bauart IC („in the channel“[26]) oder CIC („complete in channel“), wobei die CIC-Geräte noch tiefer im Gehörgang liegen und meist einen Nylonfaden haben, an dem sie wieder aus dem Ohr gezogen werden können.

Ein- und Ausschalten und Funktionen

Hörgeräte sind batteriebetrieben. Meist haben die Geräte einen Schalter mit den Positionen M, T und O.
„M“ steht für „Mikrophon“, d.h. Hören ist möglich, das Gerät ist eingeschaltet, in der Position „O“ ist es ausgeschaltet (Statt „M“ kann es das Symbol „+“, statt „O“ das Symbol „ –“ geben).

---

[26] Auch die Schreibweise „canal“ ist gebräuchlich.

Das Ein- und Ausschalten erfolgt (je nach Geräte-Typ) entweder über das Herausziehen bzw. Hineindrücken des Batteriefachs („Einrasten") oder über den Lautstärkeregler („Einrasten").
Manche Geräte haben einen Lautstärkeregler, den man – je nach Bedarf – hoch oder niedriger einstellen kann.
Die Position „T" eignet sich zum Hören über sogenannte *Induktionsschleifen* und zum Telefonieren.
Induktionsschleifen: Im Hörgerät befindet sich eine Induktionsspule – Induktionsschleifen können damit kommunizieren und so das Hören per Hörgerät erleichtern. Sie befinden sich z.B. in Kinos, im Theater, in der Kirche usw. (das Symbol dafür ist ein Ohr mit schrägem Strich).

Farben

Trägt jemand zwei Hörgeräte, so ist meist das linke Hörgerät blau, das rechte rot gefärbt (bzw. in der jeweiligen Farbe markiert).

Batterien

Sollen – in passender Ausführung – immer vorrätig sein. Die Schutzfolie über der Batterie erst direkt vor Gebrauch entfernen, Pole richtig einsetzen („+" auf der Batterie zu „+" im Hörgerät, „–" auf der Batterie zu „–" im Hörgerät).

Überprüfen der Funktion

- Hörgerät einschalten (Schalter auf „M" oder „+"), evtl. lauter schalten
- Hörgerät in die geschlossene Hand legen
- Wenn das Gerät zu pfeifen beginnt und der Pfeifton *dann* nicht mehr hörbar ist, wenn die Schallaustrittsöffnung durch Auflegen der Fingerkuppe verschlossen wird, ist das Gerät funktionstüchtig.
- Pfeift das Gerät *nicht*, ist es möglich, dass die Batterie leer ist, dass es feucht, nass oder verschmutzt ist. Zeigt ein Reinigen, Trocknen und ein Batteriewechsel keinen Erfolg, muss es vom Fachpersonal überprüft werden.

Trocknen eines Hörgeräts

Nass gewordenes Gerät über Nacht auf einen trockenen Platz legen bzw. noch besser: Es werden von Herstellern Trockenbeutel (meist Einmalprodukte), -etuis bzw. Trockenbecher mit Trockenkapseln, die dazugelegt werden, angeboten.

Reinigen eines Hörgeräts

Herstellerangaben beachten, aber in der Regel gilt:

Hinter-dem-Ohr-Gerät:
Das *Hörgerät* selbst (Schallschlauch und Ohr-Passstück werden abgezogen) mit einem weichen, trockenen Tuch abwischen.
Schallschlauch und *Ohr-Passstück* in Reinigungslösung (z. B. Wasser mit Reinigungstablette) einlegen, reinigen und trocknen, zumindest einmal in der Woche. Der Schallschlauch darf nicht nass sein!
Der Schallschlauch von HdO-Geräten mit *offener Versorgung* kann mit einem sogenannten Reinigungsfaden von Ohrenschmalz (Cerumen) befreit werden. Man beginnt dabei immer von der Seite des Schlauchs, der am Hörgerät angebracht ist.

Im-Ohr-Gerät:
Das gesamte Gerät wird mit einem trockenen Tuch gereinigt – meist wird vom Hersteller ein Werkzeug beigegeben, mit dem es von Ohrenschmalz befreit werden kann.

Allgemein:
Es gibt Reinigungssets mit Reinigungsmitteln und -utensilien, z. B. ein Gerät, mit dem der Schallschlauch sehr einfach getrocknet werden kann.

Einsetzen und Entnehmen von Hörgeräten

Einsetzen:

- Sowohl bei HdO-Geräten als auch bei IO-Geräten wird das Gerät zunächst in die sogenannte Cymbia (das ist die „hintere, obere Ecke" des Ohres) gelegt und dann weiter eingepasst und hineingedrückt. Ein guter Sitz ist enorm wichtig, da es sonst zu Fehlgeräuschen, Hautdefekten und Schmerzen kommen kann.
- Der Schallschlauch von HdO-Geräten darf nicht geknickt oder verdreht sein.

Entnehmen:

- Mit Daumen und Zeigefinger wird das Gerät – notfalls mit leicht drehenden Bewegungen – entnommen. Es soll darauf geachtet werden, dass es nicht zu Boden, sondern wenn dann auf eine weiche Unterlage fällt.
- Führt die Klientin Kaubewegungen durch, kann das das Entnehmen unterstützen.

Wechsel von Einzelteilen

- Batterien sind unterschiedlich lang (Tage bis Wochen) funktionstüchtig.
- Der Schallschlauch von HdO-Geräten muss – meist viertel- bis halbjährlich – gewechselt werden.
- IO-Geräte haben einen Filter, der das Gerät vor Eindringen von Cerumen schützt, er muss von der Hörgerät-Technikerin – meist vierteljährlich – gewechselt werden.

Außerdem zu beachten

- Hörgeräte sollen nicht nass oder feucht werden, daher zum Baden oder Duschen unbedingt entfernen!
- Es gelangt allerdings allein durch den Hautkontakt etwas Feuchtigkeit in das Gerät. Trocknen daher: siehe oben.
- Hörgeräte sollen vor Röntgenuntersuchungen aller Art entfernt werden.
- Zur Reinigung sollen keine Reinigungsmittel aus dem „normalen Haushalt" wie Seife etc. verwendet werden, sondern spezielle Reinigungs- und Pflegeprodukte – im Zweifel muss ein Besuch durch Vertreter*innen der Herstellerfirma veranlasst werden.
- Haarspray, Creme etc. können das Gerät beschädigen, sie sollen daher nicht damit in Berührung kommen.

2.6.2 Umgang mit Kontaktlinsen und Augenprothesen

Kontaktlinsen

Kontaktlinsen sind schalenförmige Sehhilfen aus Kunststoff, die auf der Augenhornhaut haften und sich mit dem Auge bewegen. Es gibt sie in „harter" (formstabiler) und „weicher" (flexiblerer) Ausführung.

Pflege von Kontaktlinsen

Sie werden in einem Behälter aufbewahrt, der je einen (entsprechend beschrifteten) Teil für die linke und die rechte Kontaktlinse hat. Vor dem Einsetzen müssen die Kontaktlinsen mit Wasser oder einer eigenen Pflegeflüssigkeit abgespült werden. Dabei muss *immer* der Ausguss des Waschbeckens verschlossen sein!

Einsetzen und Entnehmen von Kontaktlinsen

In der Regel entnimmt die Kontaktlinsenträgerin die Linsen selbst aus den Augen (meist, indem sie mit nach vor geneigtem Kopf die Augenlider nach oben und leicht nach außen zieht).
Prinzipiell sollten Kontaktlinsen auch nur dann getragen werden, wenn sie selbst eingesetzt und entnommen werden können.

Entnehmen Pflegende die Kontaktlinsen, geschieht das:

- nach vorheriger Händedesinfektion (es dürfen keine Seifenreste an den Händen sein!) und
- entweder mit einem Saugnapf, wobei das Augenlid zuerst nach oben gezogen wird, *oder* aber (wie oben angegeben) wie bei der Entnahme durch die Trägerin selbst.

Augenprothesen

Eine Augenprothese ist ein Ersatzauge aus Glas oder Kunststoff, das nach Entfernung des Augapfels getragen wird, um die Gesichtsharmonie wiederherzustellen (kosmetische Gründe), andererseits kann es zu Schrumpfungen der Augenhöhle kommen, wenn sie nicht mit einer Prothese versorgt ist.

Pflege von Augenprothesen

Ein Kunstauge sollte grundsätzlich Tag und Nacht getragen werden (das hängt aber von den Gewohnheiten und Vorlieben der Klientin ab), und meist gilt, dass das Wohlbefinden umso größer ist, je weniger oft das Kunstauge entnommen wird.
Trotzdem sollte (wiederum nach den Gewohnheiten und Vorlieben der Klientin) in regelmäßigen Abständen eine **Reinigung** erfolgen.
Übernimmt die Pflegeperson dies, müssen die Hände davor desinfiziert werden. Üblicherweise wissen die Betroffenen, wie die Reinigung zu erfolgen hat, im Zweifel kann beim Hersteller nachgefragt werden. Grundsätzlich wird das Kunstauge aber meist mit **lauwarmem (keinesfalls heißem!) klarem Wasser** gereinigt, **Krusten** und **Beläge müssen entfernt werden** (in der Regel mit Seife, die aber rückstandslos abgespült werden muss).
Reinigung und Abtrocknen (mit einem weichen, nicht fasernden Tuch) müssen vorsichtig erfolgen.
Wichtig ist, dass die Reinigung über einer weichen Unterlage (nicht: Waschbecken, Bad) erfolgt, da Bruchgefahr besteht.
Kunstaugen müssen – je nach Herstellerangaben – (in der Regel in Abständen von einem halben bis einem Jahr) erneuert werden.

Einsetzen und Herausnehmen von Augenprothesen

Das Einsetzen soll ebenfalls nur über einer weichen Unterlage erfolgen. Das gereinigte Kunstauge wird mit physiologischer Kochsalzlösung (0,9%igem Natriumchlorid) oder etwas Wasser benetzt.
Dann wird das Oberlid angehoben und der obere Teil des Kunstauges daruntergeschoben.
Das Unterlid wird nun nach unten gezogen, und mit leichtem (!) Druck und einer kreisenden Bewegung wird das Kunstauge nun weiter eingesetzt.
Das Herausnehmen erfolgt wieder nur über einer weichen Unterlage, ein eigens dafür angefertigter „Sauger" wird leicht angefeuchtet und auf das Kunstauge gelegt, das Unterlid nach unten und das Kunstauge nach vorn gezogen, die Klientin soll dabei nach oben schauen, das Kunstauge kann auf die weiche Unterlage fallen.

2.7 Kombination von Tätigkeiten und Durchführung von Prophylaxen im Rahmen der Körperpflege

2.7.1 Allgemeines zur Durchführung von Prophylaxen

Grundsätzlich erfolgt die Prophylaxe so, dass die Klientin

- so weit wie möglich aktiv in die Durchführung eingebunden ist und
- über den Grund dieser Maßnahmen informiert ist (weil das ihre Bereitschaft zur Eigenaktivität erhöht).

Viele Prophylaxen werden in die Körperpflege eingebunden und geschehen in deren Rahmen. Das spart nicht nur Zeit, sondern erspart der Klientin unnötige, vielleicht anstrengende Positionswechsel.
So werden zum Beispiel **Dekubitusprophylaxe** (siehe Kap. D 6.3.1) und **Intertrigoprophylaxe** (siehe Kap. D 2.2.10) in der Regel im Anschluss an die Pflege der jeweiligen Körperregionen durchgeführt.
Die **Kontrakturprophylaxe** (siehe Kap. D 6.3.4) erfolgt im Rahmen der Positionsunterstützung („Lagerung“) bzw. der Körperpflege.
Das **Anlegen von MTS-Strümpfen** (siehe Kap. D 6.3.2) wird meist in Zusammenhang mit dem Bekleiden beziehungsweise im Anschluss an die Körperpflege durchgeführt, sofern die Bedingungen dafür erfüllt sind (Klientin soll davor zumindest 20 Minuten mit hochgelagerten Beinen zugebracht haben). **Soor- und Parotitisprophylaxe** (siehe Kap. D 2.3.3) werden im Rahmen der Mundpflege durchgeführt.

2.7.2 Einfaches Orientierungstraining

Im Rahmen der Pflege kann ein *einfaches Orientierungstraining* durchgeführt werden. Es ist bei Klient*innen mit demenziellen Erkrankungen in Frühstadien angezeigt, ist aber häufig auch bei hochaltrigen Klient*innen im Sinn einer Prophylaxe sinnvoll, besonders dann, wenn sie erst vor Kurzem in eine Pflegeeinrichtung eingezogen sind.

Beim einfachen Orientierungstraining

- erwähnt die Pflegeperson ab und zu die Tageszeit (zum Beispiel zu Beginn einer Pflegemaßnahme),
- nimmt die Pflegeperson auf die Jahreszeit und bekannte Bräuche oder Nahrungsmittel Bezug (zum Beispiel beim Essen und Trinken),
- achtet man besonders gut darauf, dass die Klientin weiß, welche Pflegehandlung gerade vorgenommen wird.

Wichtig ist, dass die Betroffenen dabei nicht das Gefühl haben, „wie in der Schule abgefragt“ zu werden, das einfache Orientierungstraining soll ganz beiläufig in die Kommunikation einfließen.

2.8 Basale Stimulation® im Rahmen der Körperpflege

2.8.1 Basale Stimulation® – was ist das?

Bei der Basalen Stimulation® handelt es sich um ein Konzept zur Kommunikation/Kontaktaufnahme. Es eignet sich besonders für Menschen, die in der Fähigkeit, sich sprachlich auszudrücken oder über Sprache bewusst und direkt wahrzunehmen, eingeschränkt sind.
Basale Stimulation® stimuliert (regt an), und zwar basal (hier: grundlegend). Damit ist gemeint, dass zur „Aufnahme“ der basalen Stimulation keine Voraussetzungen wie Sprachvermögen oder -verständnis vorhanden sein müssen, da das Konzept „tiefer“ ansetzt. Angeregt wird zum Beispiel mit Angeboten, die folgende Sinne ansprechen:

- Geruchssinn (olfaktorische Stimulation, z.B. Düfte)
- Geschmackssinn (orale, gustatorische Angebote, z.B. Mundpflege mit angenehm schmeckenden Flüssigkeiten)
- Gehör (auditive Stimulation, z.B. angenehme Musik anbieten)
- Sehsinn (visuelle Stimulation, z.B. angenehme Farben oder Bilder zeigen)
- Sinne, mit denen der gesamte Körper, auch in seiner Bewegung oder seiner Position im Raum, gespürt wird (vestibuläre Stimulation, z.B. Schaukeln)
- Sinne, mit denen der Körper besser wahrgenommen und gespürt wird (vibratorische Stimulation, z.B. Vibrationsmassage durchführen)
- Sinne, mit denen der Körper wahrgenommen und mit denen getastet wird (taktil-haptische Stimulation, z.B. Tastenlassen von verschiedenen Materialien, Setzen angenehmer Berührungsreize)

Die Basale Stimulation® wird von darin geschulten Personen bzw. nach genauer Anleitung durchgeführt.
Sie ist besonders geeignet für:

- Menschen mit eingeschränkter Sprachwahrnehmung und eingeschränktem Sprachvermögen
- Menschen mit eingeschränkter Körperwahrnehmung
- Menschen mit Behinderung
- Menschen mit demenzieller Erkrankung
- Menschen in intensivmedizinischer Behandlung

Eine Form der Basalen Stimulation® ist die **basale (Ganzkörper-)Waschung**. Ihr Ziel ist nicht vorrangig die Reinigung des Körpers, sondern die Kontaktaufnahme mit der Klientin. Sie kann in **anregender** oder **beruhigender** Form durchgeführt werden.

2.8.2 Basale (Ganzkörper-)Waschung

In der Regel wird sie nur durch *eine* Person durchgeführt, damit die Klientin sich besser auf das Miteinander einstellen kann. Die Waschung soll in ruhiger Umgebung erfolgen, die durchführende Person soll für die Klientin zu sehen sein.
Auch bei dieser Form der Waschung kann die Klientin, wenn möglich, Teile selbst übernehmen. Die Waschung durch die Pflegeperson erfolgt mit einem weichen Waschhandschuh, die Berührungen sollen ruhig sein; wichtig ist, dass mit großflächigen Bewegungen gewaschen wird, *ohne „abzusetzen"* – die Berührungen sollen also nicht unterbrochen werden. Der ausgeübte Druck soll gleichbleibend (nicht zu fest, nicht zu gering) sein.
Man beginnt mit einer Berührung (meist am Rumpf – nicht aber am Bauch!), die etwas länger dauert, damit die Klientin sich auf die Waschung einstellen kann. Es erfolgt eine ständige Beobachtung ihrer Reaktionen – was angenehm empfunden zu werden scheint, wird wiederholt. Grundsätzlich können dem Wasser z.B. ätherische Öle (auf Anordnung!) beigesetzt werden.

Anregende basale Ganzkörperwaschung

- Wird auf Anordnung und nach Anleitung durchgeführt.
- Die Temperatur des Waschwassers liegt leicht unterhalb der Körpertemperatur (maximal 10 °C darunter).
- Es wird *gegen* die Haarwuchsrichtung der Körperbehaarung der Klientin gewaschen.

Beruhigende basale Ganzkörperwaschung

- Wird auf Anordnung und nach Anleitung durchgeführt.
- Die Temperatur des Waschwassers liegt (höchstens) 10 °C über der Körpertemperatur.
- Es wird *mit* der Haarwuchsrichtung der Körperbehaarung der Klientin gewaschen.

3 Sich kleiden

Nach Beschäftigung mit diesem Kapitel sollen Sie ...

... über die Unterstützung beim An- und Auskleiden sprechen können:

- erklären können, welche Bedeutung Kleidung grundsätzlich hat und was zur Unterstützung bei der Auswahl von Bekleidung zu beachten ist
- erklären können, aus welchen Gründen jemand beim selbstständigen An- und Auskleiden eingeschränkt sein kann, und Hilfsmittel zum An- und Auskleiden nennen können
- demonstrieren können, wie man beim An- und Ausziehen von Oberbekleidung unterstützt
- demonstrieren können, wie man beim An- und Ausziehen von Hosen unterstützt
- erklären können, was bei Unterstützung des An- und Auskleidens von Klient*innen mit Hemiplegie zu beachten ist

3.1 Die Bedeutung von Bekleidung

Bekleidung hat einerseits die Funktion, den Körper vor Kälte oder Hitze und Witterungseinflüssen zu schützen und ihn zu bedecken. Darüber hinaus hat sie die Funktion, dass darüber etwas ausgedrückt werden kann, z.B. das Geschlecht, ein Bewusstsein für Stil bzw. Mode etc.

Beeinflusst wird die Auswahl von Kleidung also durch unterschiedliche Faktoren wie das Wetter, das persönliche Empfinden von Wärme oder Kälte, persönliche Vorlieben, den Lebensstil und dadurch, was die Bekleidung vielleicht zum Ausdruck bringen soll. Die Fähigkeit, sich selbstständig an- und auszukleiden, kann aus unterschiedlichen Gründen eingeschränkt sein, und es ist wichtig, dass im Rahmen von Pflege und Betreuung hier Unterstützung geboten wird.

- Nachtkleidung wird oft mit „Krankheit" in Verbindung gebracht, mangelnder Wechsel zwischen Tag- und Nachtbekleidung (Nachthemd, Pyjama) kann die Wahrnehmung von Tag und Nacht herabsetzen, was den sogenannten psychischen Hospitalismus[27] fördern kann.
- Sich – den persönlichen Bedürfnissen entsprechend – kleiden zu können, bietet neben den oben genannten Grundfunktionen die Möglichkeit, die Geschlechterrolle (Mann, Frau) zu leben oder sich in Form einer Zugehörigkeit (z.B. sportliche Klei-

[27] Hospitalismus: alle Schäden und Mängel eines Menschen, die in Zusammenhang mit dem Leben in einer Pflegeeinrichtung stehen bzw. die dadurch erzeugt oder (mit-)bedingt werden.

dung, elegante Kleidung, Tracht) auszudrücken, was besonders in Wohnbereichen wichtig ist.

3.2 Bei der Auswahl von Kleidung unterstützen

Hier ist zu beachten:

- Kleidung muss einerseits den Erfordernissen in Zusammenhang mit Sicherheit (Körperbedeckung, Schutz, Möglichkeit, sich darin sicher zu bewegen) genügen und soll
- andererseits den persönlichen Bedürfnissen entsprechen (so bietet z.B. ein Jogginganzug optimale Bewegungsfreiheit, aber eine ältere Frau, die ihr Leben lang keine Hosen getragen hat, wird sich darin evtl. unwohl fühlen).
- Die Frage „Was möchten Sie anziehen?“ überfordert gerade ältere Menschen mit demenzieller Erkrankung oft, weshalb es dann besser ist, *zwei Möglichkeiten* anzubieten, zwischen denen entschieden werden kann.
- Im Zweifelsfall (z.B. bei eingeschränkter Orientiertheit der Klientin) soll mit ihr und DGKP gemeinsam abgeklärt werden, welche Bekleidung zu bevorzugen ist (am besten unter Einbeziehung der Biografie).
- Es soll so viel Unterstützung wie nötig und so wenig wie möglich gegeben werden (was die Klientin übernehmen kann, übernimmt sie selbst), wobei in der Planung auch Trainings, die die Selbstständigkeit erhalten oder fördern sollen, verordnet sein können, evtl. unter Einsatz von Hilfsmitteln (siehe Kap. D 3.3.2).

3.3 Beim An- und Auskleiden unterstützen

3.3.1 Gründe für Einschränkungen beim selbstständigen An- und Auskleiden

- Die Klient*innen sind in der Fähigkeit, Hände und Finger (Feinmotorik) oder in der Möglichkeit, den ganzen Körper zu bewegen (Grobmotorik), eingeschränkt.
- Es liegen (demenzielle) Erkrankungen vor, sodass Bewegung zwar möglich ist, aber nicht bewusst gesteuert werden kann und/oder die Auswahl der Kleidung bzw. das An- und Auskleiden durch Desorientiertheit selbstständig nicht möglich ist.
- Es liegen Einschränkungen der Sinneswahrnehmung (z.B. Sehschwäche) vor.
- Es liegen Gleichgewichtsstörungen, Zittern oder Lähmungen vor.
- Gipsverbände, Infusionsleitungen oder Katheter etc. erschweren das An- und Auskleiden.

3.3.2 Hilfsmittel zum An- und Auskleiden

... stehen in unterschiedlichen Ausführungen und zu unterschiedlichen Zwecken zur Verfügung, beispielweise:

- Rundstäbe mit Haken oder Klammern, die es ermöglichen, Röcke oder Hosen auch im Sitzen hochzuziehen
- Knöpfhilfen (eine große Drahtschlinge an einem Plastikgriff, die erst durch das Knopfloch geführt wird, den Knopf dann „einfängt", sodass er dann leicht durch das Loch „gezogen" werden kann)
- Strumpfanzieher (unterschiedliche Modelle, einfach in der Handhabung, laut Anleitung zu verwenden)

Zusätzlich wird das (selbstständige) An- und Auskleiden erleichtert durch z.B.:

- das Verwenden von Stücken mit Klett- und Reißverschlüssen anstelle von Knöpfen
- das Verwenden von Hosen mit Gummizug
- die Verwendung weit geschnittener Kleidungsstücke aus elastischen Stoffen

3.3.3 Hilfestellung beim An- und Auskleiden geben – allgemein

Anziehen von Oberbekleidung (Jacke, Hemd, Pullover etc.)

- Die Klientin soll nach Möglichkeit sitzen.
- Die Arme werden (einzeln) in die Ärmel geführt.
- Das Rückenteil wird zusammengenommen und über den Kopf gezogen.
- Das Kleidungsstück wird gerichtet und glattgestrichen.
- Jacken und Westen können auch angezogen werden, wie sie üblicherweise angezogen werden: Erst ein Ärmel, dann von hinten über den Rücken der andere Ärmel (kein Über-den-Kopf-Ziehen), dies erfordert aber elastischen Stoff und entsprechende Bewegungsfähigkeit der Klientin.

Ausziehen von Oberbekleidung (Jacke, Hemd, Pullover etc.)

- Klientin soll nach Möglichkeit sitzen.
- Das Kleidungsstück wird auf Höhe der Achselhöhlen geschoben.
- Die Klientin hebt die Arme und beugt den Kopf nach vorn.
- Das Kleidungsstück wird über den Kopf und die Arme ausgezogen.
- Jacken und Westen können auch ausgezogen werden, wie sie üblicherweise ausgezogen werden, sofern möglich (siehe oben).

Anziehen von Hosen

- Die Klientin soll nach Möglichkeit sitzen und hebt, wenn möglich, die Beine.
- Die Hosenbeine werden „aufgekrempelt", die Beine hineingeführt.
- Die Klientin steht (mit Unterstützung) auf, hat bei Bedarf die Möglichkeit, sich z.B. am Bettende festzuhalten.
- Die Hose wird nach oben gezogen.

Ausziehen von Hosen

- Die Klientin sitzt, soll nach Möglichkeit aufstehen, hält sich bei Bedarf z.B. am Bettgitter.
- Die Hose wird auf Höhe der Oberschenkel heruntergezogen.
- Klientin setzt sich und hebt, wenn möglich, die Beine.
- Die Hose wird über die Füße ausgezogen.

Kann eine Klientin nicht sitzen und stehen und soll ein Ankleiden erfolgen, wird mit Hin-und-Her-Drehen gearbeitet. Allerdings soll, wenn die Klientin in die sitzende Position mobilisiert wird, **das Ankleiden des Oberkörpers** erst in sitzender Position erfolgen, da es für Klientin und Pflegeperson einfacher ist und die Bewegungsabläufe von der Klientin einfacher nachvollzogen werden können.

3.3.4 Unterstützung beim An- und Auskleiden – Klient*innen mit Hemiplegie

Grundsätzlich gilt (und auch bei anderen Einschränkungen einer Körperseite, z.B. Gipsverband):
Ankleiden: Es wird mit der *betroffenen Körperseite* begonnen.
Auskleiden: Es wird mit der *nicht betroffenen* Seite begonnen.

Anziehen von Oberbekleidung (Jacke, Hemd, Pullover etc.)

Von außen (dem äußeren, körperfernen Ende der Ärmelöffnung) mit der eigenen Hand durch den zusammengerafften Ärmel fahren, dann die Hand der Klientin nehmen und den Ärmel darüber und bis zur Schulter ziehen, beim Anziehen des nicht betroffenen Arms unterstützen. Dann wird das Kleidungsstück über den Kopf gezogen und über den Rücken glattgestrichen.
Jacken und Westen können auch angezogen werden, wie sie üblicherweise angezogen werden: Erst ein Ärmel, dann von hinten über den Rücken der andere Ärmel (kein Über-den-Kopf-Ziehen), das Vorgehen zu Beginn bleibt dabei gleich.

Variante, wenn möglich: Die Klientin sitzt, der Pullover wird in Anzieh-Richtung (große Öffnung zum Hineinschlüpfen liegt auf dem Schoß, die Ärmel hängen zwischen den Beinen nach unten) bereitgelegt und mit Anleitung und Unterstützung versucht sie selbst, mit dem nicht betroffenen Arm den betroffenen in den Ärmel zu führen, dann den Pullover über den Kopf zu ziehen und mit dem nicht betroffenen Arm in den Ärmel zu schlüpfen.

Ausziehen von Oberbekleidung (Jacke, Hemd, Pullover etc.)

Wie in Kap. D 3.3.3 besprochen. Nachdem das Kleidungsstück über den Kopf gezogen wurde, zuerst den nicht betroffenen Arm entkleiden.

Anziehen von Hosen

Die Klientin sitzt und schlägt das betroffene Bein (mit Hilfe) über das nicht betroffene Bein, die Hose wird (mit Hilfe) über den betroffenen Fuß bis zum Knie gezogen, das betroffene Bein wird (mit Hilfe) neben das nicht betroffene Bein gestellt. Die Klientin steht (mit Hilfe) auf, erhält bei Bedarf die Möglichkeit sich festzuhalten, die Hose wird hochgezogen.

Ausziehen von Hosen

Die Klientin sitzt, soll nach Möglichkeit aufstehen, hält sich bei Bedarf z.B. am Bettgitter. Die Hose wird (mit Unterstützung) auf Höhe der Oberschenkel gezogen, die Klientin setzt sich wieder.
Das nicht betroffene Bein wird über das betroffene Bein gelegt, die Klientin zieht die Hose am nicht betroffenen Bein nach unten (evtl. davor im Sitzen Socken und Schuh ausziehen), das nicht betroffene Bein wird neben das betroffene gestellt, das betroffene Bein über das nicht betroffene gelegt und das zweite Hosenbein (davor evtl. Socken und Schuh) ausgezogen.

4 Essen und Trinken

Nach Beschäftigung mit diesem Kapitel sollen Sie ...

... über die Bedeutung von Essen und Trinken in Pflege und Betreuung sprechen und erklären können, worauf man das Ess- und Trinkverhalten beobachten kann

... erklären können, was man beim Essen und Trinken von Klient*innen mit a) Inappetenz und b) eingeschränkter Orientiertheit beachten muss

... erklären können, was bei der Unterstützung des Essens und Trinkens grundsätzlich zu beachten ist

... demonstrieren können, wie eine Klientin zum Essen und Trinken im Bett positioniert sein muss

... erklären können, was eine Aspiration ist, wie die Aspirationsprophylaxe durchgeführt wird und was zu beachten ist, wenn Klient*innen leichte Schluckstörungen haben

4.1 Bedeutung von Essen und Trinken in Pflege und Betreuung

Essen und Trinken haben für den Menschen nicht nur die Funktion, ihn mit dem für die Aufrechterhaltung der Körperfunktionen Nötigen zu versorgen, sondern weitergehende Bedeutung. So stehen sie z.B. für Geselligkeit, ein Miteinander und besonders auch für Genuss.

Im Rahmen von Pflege und Betreuung ist man in Zusammenhang mit der AEDL „Essen und Trinken" vor unterschiedliche Aufgaben gestellt:

- Beobachtung von Ess- und Trinkverhalten und Ernährungszustand
- Pflege in Zusammenhang mit verändertem Ess- und Trinkverhalten und Ernährungszustand
- Erkennen von Schluckstörungen, Interventionen bei leichten Schluckstörungen
- Mitwirkung an der Unterstützung des Essens und Trinkens

4.2 Beobachtung von Ess- und Trinkverhalten und Ernährungszustand

4.2.1 Ess- und Trinkverhalten

Das Ess- und Trinkverhalten des Menschen ist *individuell,* also von Mensch zu Mensch unterschiedlich. Beispielsweise gibt es Unterschiede hinsichtlich

- der **Zeiten**, zu denen gegessen und getrunken wird (z. B. ausgiebiges Frühstück oder aber Abendessen, in manchen Kulturen wird morgens warm gegessen etc.);
- der **Mengen**, die jemand gewohnt ist zu essen und zu trinken („starker Esser", „schwacher Esser");
- der **Rolle**, die Essen und Trinken für jemanden spielen („Jemand lebt fürs Essen");
- der **Art und Weise**, in der jemand ihr Essen zu sich nimmt („nebenbei", „in Gesellschaft");
- der **Nahrungsmittel und Getränke**, die jemand zu sich nimmt.

Betreffend die Auswahl der Nahrungsmittel und Getränke gibt es unterschiedliche Vorlieben, kulturelle Besonderheiten, aber auch unterschiedliche **Kostformen** bzw. **Diäten**, die aus unterschiedlichen Gründen dauerhaft oder vorübergehend gewählt werden (müssen). Beispiele dafür sind: Schonkost (leicht verdauliche Speisen und Getränke), Reduktionskost (Speisen und Getränke, die zu einer Gewichtsreduktion führen sollen), salzarme Kost (z. B. bei Bluthochdruck), energiereiche Kost (z. B. bei Kachexie – siehe Kap. D 4.2) u.v.m.

Appetit und Hunger

Hunger ist jene Empfindung, die zur Aufnahme von Nahrung führt.

Appetit ist das Verlangen nach (bestimmten) Speisen und kann vom Hunger unabhängig sein, der Appetit kann in Zusammenhang mit hormonellen Schwankungen (z. B. Schwangerschaft) oder in bestimmten Lebensphasen (z. B. Pubertät) gesteigert sein bzw. gibt es ein Verlangen nach ganz bestimmten Speisen. In der Psychologie geht man davon aus, dass ein stark gesteigerter Appetit auch Ausdruck seelischer Probleme sein kann, ebenso die Appetitlosigkeit (siehe: Inappetenz).

Durst ist jene Empfindung, die zur Aufnahme von Flüssigkeit führt. Bei alten Menschen ist das Durstgefühl häufig verringert.

Inappetenz

Appetitlosigkeit, es gibt kein Verlangen danach, zu essen. Appetitlosigkeit kann unterschiedliche Gründe haben (z.B. seelische Belastungen, aber auch Erkrankungen oder Schmerzen), z.B. tritt Appetitlosigkeit bei Magenverstimmungen oder Übelkeit auf.

Abneigung gegen bestimmte Speisen

Plötzlich auftretende Abneigungen gegen bestimmte Speisen und Getränke können (aber müssen nicht!) auf unterschiedliche Erkrankungen hinweisen.

Ablehnen von Nahrung/Getränken

Das grundsätzliche Ablehnen von Nahrung und/oder Getränken kann mit Appetitlosigkeit (oder mangelndem Durstgefühl) in Zusammenhang stehen, es ist aber auch möglich, dass Menschen es grundsätzlich (und aus verschiedenen Gründen) ablehnen, Nahrung oder Flüssigkeit aufzunehmen.

Das Ess- und Trinkverhalten von Klient*innen wird im Rahmen der Informationssammlung erhoben (was auch Vorlieben und Abneigungen einschließt). Neu auftretende Inappetenz, stark gesteigerter Appetit, Abneigungen gegen bestimmte Speisen und Getränke sowie das Ablehnen von Nahrung und Getränken müssen weitergeleitet werden.
Ebenfalls muss weitergeleitet werden, wenn die Klientin Verdauungsbeschwerden (Aufstoßen, Völlegefühl, Blähungen) angibt.

4.2.2 Ernährungszustand

BMI

Der **BMI (Body-Mass-Index)** gibt an, ob das Verhältnis zwischen Körpergewicht und -größe im Bereich des Normalen, des Über- oder Untergewichts liegt.
Ein normaler BMI liegt beim Mann zwischen 19 und 24, bei der Frau zwischen 20 und 25. Darunter bzw. darüber liegt Unter- bzw. Übergewicht vor.
Der BMI wird berechnet, indem man das Körpergewicht in Kilogramm durch das Quadrat der Körpergröße (in Metern, also: 1,72 bei 172 cm) dividiert.

> Beispiel:
> 64 kg Körpergewicht bei 1,76 cm Körpergröße ergibt 64 / (1,76 x 1,76) = 20,7
> 94 kg Körpergewicht bei gleicher Körpergröße = 30,3

Bedarf an Nahrung und Flüssigkeit

Der Bedarf ist individuell – der Bedarf an Energie und damit auch Nahrung errechnet sich aus dem Körpergewicht und dem Umsatz (also dem Verbrauch an Energie). Grob geschätzt beträgt der Umsatz bei geringer Tätigkeit 1 kcal/kg KG/h; dazu kommt je nach körperlicher Tätigkeit ein Leistungszuwachs.
Der Bedarf an Flüssigkeit liegt bei etwa 30 bis 40 Millilitern pro Kilogramm Körpergewicht und Tag.

Flüssigkeitsbilanz

Dem Körper zugeführte Flüssigkeiten werden hier als **Einfuhr**, ausgeschiedene Flüssigkeiten als **Ausfuhr** bezeichnet. Die Differenz wird berechnet.
Zeigt das Ergebnis mehr Ein- als Ausfuhr (also z.B. 2.000 Milliliter Flüssigkeit wurden zugeführt, 1.500 Milliliter Flüssigkeit wurden ausgeschieden), spricht man von einer *positiven Bilanz* oder *Plus-Bilanz*.
Zeigt das Ergebnis mehr Aus- als Einfuhr (also z.B. 2.000 Milliliter wurden zugeführt, 2.500 Milliliter wurden ausgeschieden), spricht man von einer *negativen Bilanz* oder *Minus-Bilanz*.
Grundsätzlich soll die Bilanz **ausgewogen** sein, es soll also die **Menge der Einfuhr** (dem Körper zugeführte Flüssigkeiten, auch z.B. Infusionen) ungefähr der **Menge der Ausfuhr** (Harnausscheidung, aber auch Erbrechen, Schwitzen, andere Verluste von Flüssigkeit) entsprechen. Eine negative Bilanz kann aber angestrebt werden, wenn zum Beispiel Diuretika („entwässernde" Medikamente) verordnet sind.

Ernährungszustand: „Untergewicht" bis Kachexie

Betroffene haben ein Körpergewicht, das unterhalb des Normalbereichs ihres BMI liegt, den Zustand bei starkem Untergewicht bezeichnet man als *Kachexie*.

Ernährungszustand: „Übergewicht" bis Adipositas

Betroffene haben ein Körpergewicht, das oberhalb des Normalbereichs ihres BMI liegt, den Zustand starken Übergewichts bezeichnet man als *Adipositas („Fettleibigkeit")*.

Ernährungszustand: Mangelernährung

Mangelernährung liegt dann vor, wenn dem Körper nicht alle Nährstoffe zugeführt werden, die er benötigt. Auch Menschen, die nicht untergewichtig sind, können mangelernährt sein.

Dehydratation

Es liegt Flüssigkeitsmangel vor: Meist ist die Ursache dafür die mangelnde Zufuhr von Flüssigkeit.

Hyperhydratation

Hier handelt es sich um eine „Überwässerung“ des Körpers, die sich vor allem in Ödemen (siehe Kap. D 2.1.2) äußert.

4.3 Pflege in Zusammenhang mit verändertem Ess- und Trinkverhalten und Ernährungszustand

Grundsätzlich soll das Angebot an Speisen und Getränken den Gewohnheiten und Vorlieben der Klientin so weit wie möglich angepasst werden.
Allerdings machen bestimmte Situationen besondere Ernährungsmaßnahmen erforderlich. Bei kachektischen Klient*innen wird man versuchen, eine Gewichtszunahme herbeizuführen, wozu besondere Kostformen (z.B. hochkalorische Ernährung) zur Verfügung stehen. Ebenso kann versucht werden, Übergewicht entgegenzuwirken, wenn die Klientin einverstanden ist (z.B. kalorienreduzierte Mischkost). Für die Zusammenstellung spezieller Speisepläne sorgen **Diätolog*innen**, die auch Beratungsgespräche mit der Klientin durchführen.

4.3.1 Essen und Trinken bei Inappetenz

Grundsätzlich soll die Kost so weit möglich den Bedürfnissen der Klientin angepasst werden. Immer aber gilt:

- Betroffene nicht zum Essen drängen.
- Eher kleine Portionen auf den Teller geben.
- In Einrichtungen: Klient*innen niemals dazu drängen, „in Gemeinschaft“ zu essen, wenn sie dies nicht wollen.
- Oft lösen stark gewürzte, fettreiche, fleischige Speisen Abneigung aus, häufig werden leichtere, „einfache“ Speisen wie Apfelmus oder Kartoffelpüree lieber gewählt (ist aber individuell).
- Wenn möglich, Kost nach Wunsch ermöglichen.

4.3.2 Essen und Trinken bei eingeschränkter Orientiertheit

Bei demenzieller Erkrankung oder bestimmten Formen von Behinderung ist Folgendes zu bedenken:

- Betroffene essen und trinken unter Umständen auch Ungenießbares (Pflanzen, Reinigungsmittel, Medikamente des Nachbarn etc.), daher darauf achten, dass Derartiges nicht in Reichweite steht.

- Es ist möglich, dass die Betroffenen nicht (mehr) wissen, wie mit Messer und Gabel umzugehen ist. Am besten die Bewegungen einfach gestisch zeigen (mit dem Trinkglas z. B. zuprosten), das hilft in der Regel besser als Erklärungen.
- Es ist möglich, dass heiße Getränke einfach geschluckt werden, daher nur Getränke in passender Temperatur in Reichweite stehen lassen.
- In bestimmten Stadien demenzieller Erkrankung kommt es zu starkem Drang, zu wandern (oft stundenlang) – die Betroffenen haben erhöhten Energiebedarf und bleiben zum Essen oft nicht sitzen, hier soll „Fingerfood" gegeben werden (also Nahrungsmittel, die mit den Händen gehalten werden können).

4.4 Mitwirkung an der Unterstützung beim Essen und Trinken

Unterstützung beim Essen und Trinken ist aus unterschiedlichen Gründen erforderlich, beispielsweise

- kann die Klientin nicht selbst essen/trinken, weil sie die dazu erforderlichen Bewegungsabläufe nicht durchführen kann (z.B. bei Halbseitenlähmung, Gipsverband etc.),
- kann die Klientin nicht selbst essen/trinken, weil sie in ihrer Orientiertheit eingeschränkt ist.

Wird beim Essen/Trinken unterstützt, ist Folgendes zu beachten:

- Die Ressourcen müssen unbedingt einbezogen werden – was die Klientin selbst tun kann, soll sie auch selbst tun.
- Die Position, in der gegessen und getrunken werden kann, ist *sitzend,* auch im Bett: Oberteil hochstellen, Polster so legen, dass die Betroffene die Arme und Schultern bewegen kann (also nicht „einpacken"), der Kopf ist leicht nach vorn geneigt.
- Eventuell ein Handtuch einrollen und unter die Oberschenkel legen, damit ein „Nach-unten-Rutschen" verhindert wird, eventuell einen Polster/eine eingerollte Decke zwischen Füße und Bettende legen.
- Die Klientin soll sehen können, was sie isst.
- Reihenfolge der Nahrung und Tempo der Verabreichung soll die Klientin bestimmen können.
- Beim Trinken: Wenn möglich, soll die Klientin ihre eigene Hand auf den Unterarm der Pflegeperson, die ihr aus dem Becher zu trinken gibt, legen – sie kann dann gegebenenfalls wegdrücken und hat das Gefühl, mitbestimmen zu können. Gerade beim Trinken gilt aber: Am besten, sie hält den Becher selbst.

- Mit einem Strohhalm können viele Klient*innen selbst trinken, wenn ihnen der Becher mit dem Strohhalm vorgehalten wird.
- Wenn mit Bechern und Gläsern gearbeitet wird, sollen sie fast ganz gefüllt sein und nach der Hälfte nachgefüllt werden (beim Trinken aus einem halbleeren Becher wird der Hals zurückgelegt und es kommt dadurch leichter zum Verschlucken).
- Die Atmosphäre soll ruhig und angenehm sein, die unterstützende Person soll nicht stehen, sondern auf einem Sessel der Klientin gegenübersitzen.

4.5 Interventionen bei Schluckstörungen, Aspirationsprophylaxe

Schluckstörungen können unterschiedliche Ursachen haben und unterschiedlich schwer sein. Von Ursachen und Schweregrad hängt es auch ab, ob überhaupt gegessen und geschluckt werden darf, oder ob andere Verabreichungsformen (z.B. PEG[28]-Sonde) für Nahrung und Getränke gewählt werden (obliegt der Ärztin bzw. DGKP).
Schluckstörungen können sich bemerkbar machen durch:

- das Ausfließen von Speichel oder Essensresten aus dem Mund
- Würgereiz, Verschlucken, mehrmaliges Schlucken hintereinander
- Husten und Würgen oder aber das Ausbleiben von Husten und Würgen
- die Ansammlung von Speiseresten im Mund bzw. in den Wangentaschen
- langes Kauen, ohne zu schlucken
- eine „feuchte", „gurgelnde" Stimme nach dem Schlucken
- unvollständiges Schließen des Mundes

Aspiration:
Schluckstörungen können zur Aspiration führen. Dabei gelangen Flüssigkeiten oder Nahrungsbestandteile in die Luft- und Atemwege. Während der Gesunde bei Aspiration einfach abhustet, ist das bei kranken oder geschwächten Menschen nicht immer möglich und es kann zur Verlegung der Luftröhre (mit Erstickungsgefahr) oder zur aspirationsbedingten Lungenentzündung (Aspirationspneumonie) kommen.
Bei schweren Schluckstörungen (die von der Ärztin oder Logopädin festgestellt werden), insbesondere im akuten und stationären Bereich, dürfen evtl. nur DGKP oder Logopäd*innen beim Essen unterstützen.

---

[28] Perkutane endoskopische Gastrostomie: eine Sonde, die direkt über die Bauchdecke in den Magen führt und dort fixiert ist und die relativ einfach zu versorgen ist. Pflege in Zusammenhang mit der PEG-Sonde obliegt der DGKP, die Verabreichung von Nahrung und Flüssigkeit über diese Sonde unter bestimmten Umständen auch der Pflegehilfe.

Vorbeugung der Aspiration = Aspirationsprophylaxe:

Bei leichten und mittelschweren Schluckstörungen ist Folgendes zu beachten, damit ein Verschlucken bzw. eine mögliche Aspiration verhindert wird:

- Bei Klient*innen mit Schluckstörungen nur jene Speisen verabreichen, die vorgesehen sind – Zusätzliches nur nach vorheriger Nachfrage! (Auch Medikamente nur in der angegebenen Form verabreichen, z.B. pulverisiert und in wenig breiige Nahrung eingerührt.)
- Die Essposition (siehe „Unterstützung beim Essen“) muss optimal sein: Die Klientin muss aufrecht sitzen, der Kopf ist leicht nach vorn geneigt.
- Die Kost soll dickflüssig bis breiig sein, Flüssigkeit darf häufig *gar nicht* verabreicht werden bzw. muss sie mit eigens dafür vorgesehenen Produkten nach Anleitung eingedickt werden.
- Speisen mit gemischter Konsistenz (fest und flüssig, z.B. Nudelsuppe) dürfen meist *gar nicht* verabreicht werden.
- Speisen, die bröseln oder „kratzen“ können, dürfen ebenfalls meist nicht verabreicht werden.
- Die Zahnprothesen sollen gut sitzen.
- Mit Betroffenen soll während des Schluckvorgangs nicht gesprochen werden (vor allem: keine Fragen stellen).
- Ausreichend Zeit zum Kauen und Schlucken lassen, nicht drängen!
- Nach dem Essen muss kontrolliert werden, ob sich noch Speisereste in der Mundhöhle befinden – wenn die Klientin sie nicht schlucken kann, müssen sie entfernt werden.
- Nach dem Essen sollen die Betroffenen meist noch 20–30 Minuten in sitzender Position bleiben.
- Bei Anzeichen von Verschlucken und/oder Husten sofort die DGKP bzw. die Ärztin verständigen, Nahrungsverabreichung unterbrechen!

5 Ausscheiden

Nach Beschäftigung mit diesem Kapitel sollen Sie ...

... über die *Beobachtung von Ausscheidung und Ausscheidungen* sprechen können:
- die Eckdaten zur normalen Harn- und Stuhlausscheidung nennen können
- einen Überblick über mögliche Veränderungen der Harnausscheidung geben können
- einen Überblick über mögliche Veränderungen der Stuhlausscheidung geben können

... erklären können, was die *Obstipationsprophylaxe* ist und wie sie durchgeführt wird
... erklären können, was in der *Pflege von Klient*innen mit Diarrhoe* zu beachten ist
... einen Überblick über *Hilfsmittel zur Ausscheidung* geben können
... erklären können, was pflegerisch bei *liegendem Blasenkatheter* zu beachten ist
... erklären können, was *Inkontinenz* ist, was „erlernte Inkontinenz“ ist und welche Maßnahmen gesetzt werden, um sie zu vermeiden
... einen Überblick über Hilfsmittel zur Inkontinenzversorgung geben können
... demonstrieren können, wie mit einzelnen Hilfsmitteln zur Ausscheidung bzw. zur Inkontinenzversorgung umzugehen ist
... erklären können, worauf man *Erbrochenes* beobachtet und was in der *Pflege bei Erbrechen* zu beachten ist

5.1 Die Bedeutung des Ausscheidens in Pflege und Betreuung

Im Rahmen von Pflege und Betreuung ist man in Zusammenhang mit der AEDL „Ausscheiden“ vor unterschiedliche Aufgaben gestellt:
- die Beobachtung von Ausscheidungen und Ausscheidung
- Mitwirkung an Prophylaxen und der Unterstützung des Ausscheidens
- Pflege bei Inkontinenz
- Pflege bei Erbrechen

5.2 Beobachtung von Ausscheidungen und Ausscheidung

Die Harnausscheidung wird als **Miktion**, die Stuhlausscheidung als **Defäkation** bezeichnet.

5.2.1 Harn und Harnausscheidung

Die normale Harnausscheidung

Harn (auch: Urin) besteht zu 95 % aus Wasser, weiter aus Harnstoff und -säure, Stoffwechselprodukten (z.B. Kreatinin), Salzen, Säuren, Harnfarbstoffen, wasserlöslichen Vitaminen und Hormonen.

Die Normalwerte der Harnausscheidung sind:
Menge in 24 Stunden: 1.500–2.000 ml (= 1,5–2 Liter)
Häufigkeit: ca. 4–6 Mal, individuelle Unterschiede sind möglich
Menge pro Miktion: 200–400 ml
pH-Wert[29]: 4,5–7,5

Bei Gesunden hat der Harn einen „unauffälligen" Geruch und keine Beimengungen.

Störungen der Harnausscheidung

Veränderungen der Menge:

- **über 3.000** ml in 24 Stunden = Polyurie
- **unter 500** ml in 24 Stunden = Oligurie
- **unter 100** ml in 24 Stunden = Anurie

Veränderungen des Ausscheidens:

- **Algurie** = schmerzhaftes Wasserlassen
- **Dysurie** = erschwertes Wasserlassen, auch schmerzhaftes Wasserlassen
- **Pollakisurie** = Wasserlassen erfolgt häufig und in kleinen Mengen
- **Einnässen, Inkontinenz** = Harnabgang kann nicht kontrolliert erfolgen
- **Harnverhalt** = die Blase kann nicht entleert werden
- **Restharnbildung** = die Blase kann nicht vollständig entleert werden (wird festgestellt, indem nach der Miktion mit *Katheterismus* (Einbringen eines Katheters in die Harnröhre) oder Ultraschalluntersuchung die in der Blase verbliebene Menge gemessen wird)

Veränderungen der Urinfarbe:

- **rot, rötlich** (mit oder ohne Trübung) = Beimengung von Blut bzw. Blutfarbstoff (Die Färbung ist auch durch Essen von roten Rüben möglich!)
- **bierbraun** mit Schaum bzw. „Schüttelschaum" = Beimengung von Gallenfarbstoff (Bilirubin)
- **andere Farbveränderungen** = meist durch Nahrungsmittel oder Medikamente (z.B. orangegelb, zitronengelb, braungrün, rotbraun bis schwarz)
- sehr **dunkles Gelb** = „konzentrierter Harn" (siehe unten)

---

29 Der pH-Wert gibt den Säuregrad einer Flüssigkeit an (0 = stark sauer, 7 = neutral, 14 = stark basisch).

Veränderungen der Konzentration:
Je nachdem, in welchem Verhältnis zur Gesamtmenge des Harns die darin gelösten Stoffe stehen, ist der Harn mehr oder weniger **konzentriert.**
Konzentrierter Harn ist dunkelgelb gefärbt, weniger konzentrierter Harn mittel- bis hellgelb bis fast „wasserklar". Stark konzentrierter Harn ist meist ein Hinweis auf zu geringe Zufuhr von Flüssigkeit.

Veränderungen des Geruchs:
- **„scharf"**, wie Nagellackentferner, kann unterschiedliche Ursachen haben (Aceton)
- **besonders übelriechend**: häufig ein Hinweis auf Infektion, z. B. Harnwegsinfekt

Weitere Veränderungen, z. B. durch Beimengungen:
- **„schaumiger" Urin:** kann auf Ausscheiden von Eiweiß mit dem Harn hinweisen
- **„eitriger" Urin** (Pyurie): „Eiterharn", z. B. bei Harnwegsinfekt (häufige, infektiöse Erkrankung der Harnwege, oft abgekürzt als HWI)
- **schleimige, flockige Beimengungen:** unterschiedliche Ursachen, z. B. Harnwegsinfekt
- **trüber Urin:** unterschiedliche Ursachen, z. B. Beimengungen bei Harnwegsinfekt

Problem Harnwegsinfekt

Eine besonders häufige Veränderung des Harns ist, dass er übelriechend ist und schleimige, flockige Beimengungen aufweist. Die Klientin hat dabei häufigen Harndrang, kann aber nur kleine Mengen von Harn entleeren und spürt meist ein Brennen bzw. Schmerzen beim Harnlassen bzw. auch noch danach. Sehr oft weist das auf einen Harnwegsinfekt hin. Bei Verdacht auf HWI wird in der Regel ein Harnstreifentest durchgeführt, der bestimmte Substanzen im Harn nachweisen kann. Harnwegsinfektionen müssen zumeist medizinisch behandelt werden und erfordern auch spezielle Pflegemaßnahmen (laut Pflegeplan), da sie sonst aufsteigen und weitere Krankheitsbilder (z. B. Nierenbeckenentzündung) hervorrufen können.

> Alle sichtbaren Störungen der Harnausscheidung (also: sichtbare Veränderungen der Menge, des Ausscheidens, der Farbe, des Geruchs, sichtbare Beimengungen, Beschwerden und Besonderheiten) müssen weitergeleitet werden!

5.2.2 Stuhl und Stuhlausscheidung

Die normale Stuhlausscheidung

Stuhl ist ein Stoffwechselendprodukt (Endprodukt der Verdauung) und besteht zu 75 % aus Wasser. Weitere Bestandteile sind Nahrungsreste, abgestoßene Teile der Darmschleimhaut, Schleim, Gallenfarbstoffe (das daraus gebildete *Sterkobilin* gibt ihm seine Farbe) und Bakterien.
Zur Stuhlausscheidung können nicht so einfach „Normalwerte" angegeben werden wie zur Harnausscheidung, da sie stark von der Ernährung und anderen Faktoren wie z.B. der Bewegung oder der Flüssigkeitsaufnahme abhängig ist. Ungefähr gilt aber:

Menge täglich: ca. 100–500 g
Häufigkeit: bis ca. zweimal täglich, zumindest drei- bis viermal wöchentlich (individuelle Unterschiede sind möglich, zumindest aber jeden zweiten bis dritten Tag sollte Stuhlgang erfolgen!)
Beschaffenheit (Konsistenz): weiche bis feste, in sich „gleichartige" Masse
Farbe: hellbraun bis dunkelbraun

„Gesunder" Stuhl ist nicht besonders übelriechend.

Störungen der Stuhlausscheidung

Veränderungen der Stuhlmenge:

- **Geringe Mengen**: unterschiedliche Ursachen (Ernährungsgewohnheiten, evtl. auch erschwertes Ausscheiden, „Stuhlverstopfung" (siehe unten))
- **Große Mengen:** unterschiedliche Ursachen (Ernährungsgewohnheiten, Verdauungsstörungen, Störungen der Nahrungsaufnahme im Körper etc.)

Veränderungen der Stuhlgangsfrequenz („Häufigkeit"):

- **Diarrhoe** („Durchfall"): häufiger Stuhlgang, meist weiche bis flüssige Beschaffen heit
- **Obstipation** („Stuhlverstopfung"): Stuhlgang findet in zu großen Abständen statt, häufig auch erschwert

Veränderungen der Stuhlfarbe:

- **schwarz:** durch **Blutungen** (z.B. im oberen Darmtrakt, der Speiseröhre) oder Medikamenteneinnahme (z.B. Eisenpräparate, Kohletabletten) oder Ernährung (z.B. Spinat) bedingt, wird, wenn krankheitsbedingt, auch als „Melaena" (Teerstuhl) bezeichnet
- **grünlich** und **flüssig:** meist durch Salmonellose[30] bedingt

---

[30] Salmonellosen: durch bestimmte Bakterien (Salmonellen) bedingte infektiöse Erkrankungen.

- **hellbraun-gelblich** und **flüssig:** meist bei Durchfallerkrankungen
- **rotbraun** bis **„dunkelrot“:** meist durch Blutungen im oberen bzw. unteren Darmtrakt
- **grau, „lehmfarbig“:** meist Fehlen von Stuhlfarbstoff (durch unterschiedliche Erkrankungen von Leber, Galle, Bauchspeicheldrüse bedingt)
- **andere Farbveränderungen**, z.B. weiß (durch Röntgenkontrastmittel), braunschwarz (z.B. durch Rotwein, fleischreiche Ernährung etc.), gelblich (z.B. durch Ernährung mit vielen Milchprodukten, Eiern), grünlich (Verzehr vieler chlorophyllhaltiger, „grüner“ Nahrungsmittel) sind möglich

Veränderungen der Stuhlkonsistenz und -formung:

- **dünnflüssig – dünnflüssig/schleimig**: bei Diarrhoe
- **dünnflüssig – schaumig**: evtl. Verdauungsstörung als Ursache
- **fest, hart**: bei Obstipation
- **sehr hart, „eingedickt“**: „Kotstein“ (bei hartnäckiger Obstipation möglich)
- **„bleistiftförmig“**: bei Verengungen im Enddarmbereich möglich
- **„schafkotartig“**: kleine „Bällchen“ (bei Entzündungen, Reizdarm, Verengungen im Darmbereich möglich)

Veränderungen des Stuhlgeruchs:

- **säuerlich-stechender Geruch, stark fauliger Geruch:** z.B. bei Verdauungsstörungen, unterschiedlichen Erkrankungen möglich

Weitere Veränderungen z.B. durch Beimengungen:

- **salbenartig-glänzender Stuhl, voluminös („viel“):** sogenannter Fettstuhl bei Verdauungsstörungen
- **blutige Auflagerungen:** z.B. bei Hämorrhoiden[31], Entzündungen
- **blutige Auflagerungen und Eiter:** z.B. bei Entzündungen
- **Schleim:** z.B. bei Reizdarm
- **Nahrung, unverdaut:** bei Verdauungsstörungen

> Alle sichtbaren Störungen der Stuhlausscheidung (also: sichtbare Veränderungen der Menge, des Ausscheidens, der Farbe oder Konsistenz, insbesondere sichtbare Beimengungen oder Beschwerden beim Absetzen von [hartem] Stuhl) müssen weitergeleitet werden!

[31] Hämorrhoiden sind „Krampfadern“ im Bereich des Rektums bzw. Afters.

5.3 Mitwirkung an der Obstipationsprophylaxe und Pflege bei Diarrhoe

5.3.1 Mitwirkung an der Obstipationsprophylaxe

Der Obstipation (siehe oben) muss im Rahmen von Pflege vorgebeugt werden (Obstipationsprophylaxe). Nach Bestimmung des Risikos einer Obstipation werden von der DGKP entsprechende Maßnahmen geplant. Eine Obstipation ist kein eigenes Krankheitsbild, sondern ein Symptom unterschiedlicher Lebensumstände bzw. auch Erkrankungen. Eine Obstipation kann akut, chronisch oder vorübergehend auftreten.

Faktoren, die eine Obstipation bedingen oder begünstigen können:
- mangelnde Flüssigkeitszufuhr
- mangelnde Bewegung bis hin zur Immobilität
- ballaststoffarme Ernährung
- Gewöhnung an Abführmittel (ohne Einnahme kommt es dann zur Obstipation)
- Unterdrückung der Stuhlentleerung (z.B. aus Schamgefühl bei mangelnder Intimsphäre oder aufgrund von Schmerzen z.B. nach einer Bauchoperation)

Mögliche Maßnahmen der Obstipationsprophylaxe sind daher:
- für ausreichende Flüssigkeitszufuhr sorgen
- wenn möglich die Bewegung fördern
- durch die DGKP bzw. (nur!) auf Anordnung durchgeführte, leichte Massage im Verlauf des Dickdarms)
- für eine ballaststoffreiche, ausgewogene Ernährung sorgen (z.B. Trockenpflaumen, Joghurt, Vollkornprodukte bzw. Vollkornbrot, Hülsenfrüchte – die aber andererseits wieder schwer verdaulich sind – Pflegeplanung beachten!)
- für einen gleichmäßigen Rhythmus in der Ernährung, aber auch der Toilettengänge sorgen
- den Klient*innen ausreichend Zeit sowohl zum Essen als auch beim Toilettengang lassen
- Intimsphäre wahren (siehe Kap. D 2.2.1)

5.3.2 Pflege bei Diarrhoe

Stuhlgang ist dann flüssig, wenn er einen erhöhten Wasseranteil aufweist. Bei Diarrhoe wird wässriger Stuhl ausgeschieden. Diarrhoe kann darum zur Exsikkose („Austrocknung“) führen, ebenso zum Verlust von Elektrolyten[32]. Es kann zu Kreislaufproblemen kommen, die Betroffenen sind geschwächt, ebenso kann die Haut in der Analregion beeinträchtigt werden. In der Pflege muss daher Folgendes beachtet werden:

- Wenn erforderlich, soll ein Zimmer-WC in der Nähe des Bettes bereitgestellt werden, damit es zeitgerecht erreicht werden kann. Klient*innen, die nicht aufstehen, werden am besten mit einem geschlossenen Inkontinenzversorgungs-System (siehe Kap. D 5.5) versorgt.
- Je nach Allgemeinzustand und Schwere der Diarrhoe muss eine Kontrolle von Blutdruck und Puls veranlasst werden (evtl. auch der Körpertemperatur – je nachdem, welche Ursache der Diarrhoe zugrunde liegt).
- Je nach Allgemeinzustand und Schwere der Diarrhoe sollen die Betroffenen beim Aufstehen begleitet werden.
- Zur Reinigung können z.B. spezielle Reinigungstücher verwendet werden, jedenfalls aber weiches Toilettenpapier.
- Es soll Hautpflege mit Produkten nach Verordnung durchgeführt werden.
- Haben die Betroffenen krampfartige Bauchbeschwerden, kann die Ärztin Medikamente verordnen, eventuell werden nach Anordnung von geschulten Personen auch Bauchwickel durchgeführt.
- Ernährung und Flüssigkeitszufuhr wird nach Anordnung gestaltet – möglich sind Nahrungskarenz (bei schwerer Diarrhoe) und parenterale Ernährung (Ernährung unter Umgehung des Magen-Darm-Trakts) oder aber ballaststoffarme Kost, wie Tee, Zwieback, geriebene Äpfel ohne Schale, Bananen bzw. Schonkost.
- Flüssigkeitsverluste müssen ausgeglichen werden!
- Genaue Beobachtung der Klientin ist wichtig – Verwirrtheit und „stehende Hautfalten“ (siehe Kap. D 2.1.2) können ein Hinweis auf Flüssigkeitsmangel sein!

5.4 Unterstützung des Ausscheidens

5.4.1 Hilfsmittel und der Umgang damit

Unterstützung beim Ausscheiden zu benötigen ist für den Menschen in der Regel mit Gefühlen der Abhängigkeit, vor allem aber mit einem Eingriff in die Intimsphäre verbunden. Es wird daher besonders darauf geachtet, dass diese gewahrt bleibt (siehe Kap. D 2.2.1).

[32] Stoffe, die bestimmte chemische Eigenschaften haben und für den Zellstoffwechsel wichtig sind, z.B. Natrium, Kalium, Calcium oder Magnesium.

Zur Unterstützung des Ausscheidens stehen unterschiedliche Hilfsmittel zur Verfügung:

Leibschüssel, „Schüssel“

Flache Schüssel aus **Metall, Plastik** oder **Gummi**, die es ermöglicht, im Bett liegend oder sitzend auszuscheiden.

Gummischüssel

- Wird verwendet, wenn Klient*innen lange darauf liegen (sie sind bequemer, das Entstehen von Druckstellen wird damit hintangehalten).
- Wird vor Gebrauch gepudert, damit sie nicht zu sehr an der Haut haftet, eventuell kann Zellstoff eingelegt werden, damit die Reinigung einfacher ist (Zellstoff entfernen, einlegen, dann laut Hygieneplan reinigen, darf meist *nicht* im Schüsselautomaten gereinigt werden).

Metall- oder Plastikschüssel

- Die Metallschüssel wird vor Gebrauch angewärmt (durch einen Waschgang im Spülautomaten).

Einsetzen einer Schüssel

- Erfolgt grundsätzlich von der „gesunden“ Seite, wenn bei der Klientin Einschränkungen vorliegen. Ausnahme: Klient*innen mit Halbseitenlähmung nach Schlaganfall (siehe Kap. D 6.1.1) – hier erfolgt es von der betroffenen Seite (dient der Förderung der Wahrnehmung).
- Wenn die Klientin sitzen kann, wird sie aufgefordert, das Gesäß zu heben (evtl. hält sie sich dabei am Haltegriff des Bettes).
- Wenn die Klientin *nicht* sitzen kann, wird die Schüssel in der Regel in Seitenlagerung eingesetzt: Die Klientin dreht sich zur Seite (bei Bedarf zweite Pflegeperson oder Bettgitter), die PP hält die Schüssel und die Klientin wird beim Zurückdrehen darauf positioniert.
- Kann die Klientin sich beim Ausscheiden selbst versorgen, erhält sie Toilettenpapier (Zellstoff), besonders geeignet sind Öl-Pflegetücher oder ein feuchter Waschlappen und dazu eine Einmal-Nierentasse zum Ablegen.
- Die Klientin soll (wenn möglich) zum Ausscheiden allein sein können, wenn erforderlich, Sichtschutz (Paravent) anbringen oder ausziehbaren Vorhang verwenden.
- Manchen Klient*innen fällt die Ausscheidung von Harn leichter, wenn das Wasser aufgedreht wird und hörbar ist.

Entfernen einer Schüssel

- Es werden Einmalhandschuhe getragen, bei Bedarf werden eine Einmalunterlage und Intimpflegemittel mitgebracht (eventuell spezielle Reinigungstücher, Wasser, Waschlappen und Handtuch, Mittel zur Hautpflege).
- Wenn die Klientin Hilfe bei der Intimpflege benötigt, soll sie sich zur Seite drehen bzw. wird positioniert (vorher Bettoberteil in flache Position bringen!), die Schüssel wird entfernt, eine Einmalunterlage wird eingelegt, die erforderliche Intimpflege wird durchgeführt. Je nach Pflegeplanung erfolgt danach auch Hautpflege.
- Die Schüssel wird **niemals** auf den Tisch, das Nachtkästchen oder den Boden gestellt, sondern auf einen vorbereiteten Sessel. Ist sie nicht abwisch- bzw. desinfizierbar (z. B. Stoffbezug) kommt darauf zuvor eine Einmalunterlage oder ein Handtuch.

Harnflasche

- Ist grundsätzlich für Männer und für Frauen verfügbar, die Harnflasche für Frauen kann auf der Längsseite ins Bett gestellt werden und hat eine sehr breite Öffnung (wird aber selten verwendet). Harnflaschen für Männer hingegen sind gebräuchlich.
- Harnflaschen bestehen aus der Flasche (aus Plastik), einem Deckel und der Betthalterung für die Harnflasche. Manche Modelle verfügen über einen **Kippschutz**, der ein Ausrinnen unmöglich macht. Dabei ist in die Öffnung ein Plastikstück (in Form einer „Tüte“: die Spitze hat ein Loch und zeigt in die Flasche) eingeschraubt.
- Die Harnflasche für Männer wird bequem angelegt (es soll zu keinen Druckstellen kommen) und sofort nach Gebrauch wieder entfernt (das feuchte Milieu fördert Infektionen).
- Die Klientin soll auch hier vor den Blicken anderer geschützt sein.
- Beim Entleeren der Harnflasche werden Handschuhe getragen.

Leibstuhl („Zimmer-WC“, „mobiles WC“, „Toilettenstuhl“)

- Ist ein – meist fahrbarer – Sessel mit einer Einlassung in der Sitzfläche, in die eine Schüssel geschoben werden kann, häufig kann darüber eine Platte zum Sitzen gelegt und die Schüssel auch bei liegender Platte entfernt werden.
- Dem Leibstuhl sollte – sobald der Grad der Mobilität es zulässt – der Vorzug gegenüber der Leibschüssel gegeben werden.
- Klient*innen, die am Leibstuhl ausscheiden, sollen *immer* vor Blicken anderer geschützt sein und dies *immer* auf der Toilette tun können (auf die Toilette führen, dort Glocke bereitlegen bzw. im Vorraum anwesend bleiben, wenn nötig).
- Vorgehen:
  - Vor *jedem* Transfer Bremsen fixieren!
  - die Schüssel einschieben, der Klientin auf den Sessel helfen (je nach Bedarf)

- Klient*innen in die Toilette oder das Bad bringen
- Glocke bereitlegen (oder bei Bedarf anwesend bleiben)
- Nach erfolgter Ausscheidung steht die Klientin allein oder mit Hilfe auf und stellt sich, wenn möglich, auf und hält sich an einem Haltegriff (dem Waschbecken) fest (vgl.: Durchführung der Körperpflege am Waschbecken). Ist dies nicht möglich, wird die Klientin zur Durchführung von Reinigung und Intimpflege wieder ins Bett transferiert.
- Reinigung und Intimpflege wird durchgeführt, Unterstützung nach Bedarf.
- Die Schüssel wird entleert und gespült/desinfiziert, der Leibstuhl wischdesinfiziert.

Reinigung und Desinfektion von Behelfen

- Harnflaschen werden sofort entleert und täglich gewechselt, die Aufhängevorrichtung wird nach Hygieneplan gereinigt bzw. desinfiziert.
- Schüsseln (auch die Schüsseln im Leibstuhl!) werden sofort entleert bzw. gleich nach Benutzung in den Spülautomaten eingelegt und das erforderliche Programm gewählt.
- Im Bereich der Hauskrankenpflege/mobilen Pflege erfolgt die Entleerung ausschließlich in die Toilette, die Reinigung und Desinfektion händisch.
- Bei jedem Kontakt mit benutzten Harnflaschen oder Schüsseln sind Handschuhe zu tragen.
- Der Leibstuhl wird nach Benutzung wischdesinfiziert.

5.4.2 Unterstützung, Förderung und Beeinflussung des Ausscheidens: Einläufe, Katheterismus, Medikamente

Auch **Einläufe** („Darmeinlauf", „Klistier", „Klysma") und der **Katheterismus** können die Ausscheidung unterstützen, fördern oder beeinflussen, ebenso die von der Ärztin verordnete Gabe bestimmter **Medikamente**.

Einläufe werden nach Arztanordnung von der DGKP durchgeführt, **Medikamente** werden nach Arztanordnung verabreicht, **Katheterismus** wird von der Ärztin bzw. DGKP durchgeführt.

Katheterismus hat unterschiedliche Funktionen: Er kommt z. B. zum Einsatz, wenn

- die Blasenentleerung anders nicht gewährleistet ist (meist: „liegender Blasenkatheter"),
- untersucht werden soll, ob sich nach erfolgter Blasenentleerung Restharn in der Blase befindet („Einmalkatheter"),

- Harn zu Untersuchungszwecken gewonnen werden soll („Einmalkatheter"),
- die Gesamtsituation einer Klientin eine andere Form der Harnentleerung nicht zulässt (z.B. aufgrund von Erkrankungen oder Behandlungen).

Der **Einmalkatheterismus** erfolgt mit einem kleinen Einmalkatheter und unter sterilen Bedingungen.
Beim Setzen eines **liegenden Blasenkatheters (auch: Blasenkatheter, Dauerkatheter, Verweilkatheter)** wird unter sterilen Bedingungen der Blasenkatheter über die Harnröhre in die Blase eingebracht und durch einen „aufblockbaren" Ballon dort fixiert. Am außen liegenden Ende des Katheters wird der Auffangbeutel, der über eine Messskala verfügt, angebracht.
Ein **Blasenkatheter** besteht somit aus dem Katheter, der in der Blase und der Harnröhre liegt, und dem Auffangbeutel, der über einen Plastikschlauch (von der DGKP und unter sterilen Bedingungen) an den Katheter angeschlossen und bei Bedarf gewechselt wird. Der Auffangbeutel kann zum **Entleeren** geöffnet werden und der Harn wird in eine Schüssel, Harnflasche oder einen Harnkrug (mit Messskala) entleert, die entleerte Menge muss dokumentiert werden.
Eine weitere Form des Blasenkatheters ist der *suprapubische* Katheter, über den der Harn über die Bauchdecke abgeleitet und in einem Auffangbeutel gesammelt wird.

Pflege bei liegendem Blasenkatheter

- Pflegehandlungen (Entleeren) werden nur mit Handschuhen durchgeführt.
- Es muss gewährleistet sein, dass der Schlauch nicht geknickt ist.
- Am Schlauch befindet sich eine Schubklemme (die von der DGKP nur zur Harngewinnung so geschoben wird, dass der Schlauch abgeklemmt ist), die offen sein muss (Kontrolle!).
- Am Katheter darf nicht gezogen werden.
- Der Auffangbeutel darf nicht über das Blasenniveau angehoben werden (da es sonst zu Rückfluss kommen kann, was Infektionen begünstigt) und nicht vom Katheter getrennt werden. Ausnahme: Es kann ein steriler Katheterstopfen in den Blasenkatheter eingebracht werden, sodass die Klientin eine Zeit lang ohne Auffangbeutel mobil ist.
- Der Auffangbeutel muss, wenn die Klientin nicht im Bett ist, fixiert werden (z.B. am Rollstuhl, Toilettenstuhl – und ebenfalls immer unter Blasenniveau).
- Der Teil des Blasenkatheters, der aus der Harnröhre ragt, wird im Rahmen der täglichen Reinigung mit Wasser und seifenfreier Waschlösung versorgt: Die Reinigung erfolgt (am besten mit einer Kompresse) *von der Blase weg* nach unten, **kein „Hin und Her"** (Gefahr der Keimverschleppung). Bei **Borkenbildung** oder Verunreinigung mit **Blut** oder **Stuhl** wird evtl. ein **Schleimhautdesinfektionsmittel** (z.B. Octenisept®) verwendet.

5.5 Inkontinenz und Pflege bei Inkontinenz

5.5.1 Harn- und Stuhlinkontinenz

Kontinenz ist die Fähigkeit, Harn oder Stuhl kontrolliert auszuscheiden, die Ausscheidung eine Zeit lang zurückzuhalten und sie willentlich auszulösen.
Bei **Inkontinenz** ist diese Fähigkeit nicht gegeben, es kommt zu unkontrolliertem Ausscheiden von Harn und/oder Stuhl.

Harninkontinenz

Es gibt unterschiedliche Formen der Harninkontinenz:

- **Stress- oder Belastungsinkontinenz:** Hat nichts mit „Stress" zu tun, sondern es kommt (bei leichten Graden) bei bestimmten Belastungen (z.B. Lachen, Niesen, Husten, Hüpfen), bei schwereren Graden auch im Stehen oder Liegen zu unfreiwilligem Abgang von Harn.
- **Dranginkontinenz (auch: Urge-Inkontinenz):** Auftreten von starkem Harndrang schon bei leichter Füllung der Blase, die Betroffenen haben „ständigen" Harndrang.
- **Mischinkontinenz:** Hier können die Symptome von Stress- *und* Dranginkontinenz auftreten.
- **Überlaufinkontinenz:** Die Blase kann nicht entleert werden (weil z.B. die Harnröhre verengt oder der Blasenausgang „verlegt" ist), wird zuerst gefüllt und „läuft" dann „über".
- **Reflexinkontinenz:** Die Entleerung der Blase erfolgt „reflektorisch", wobei die Betroffenen das nicht beeinflussen können und auch keinen Harndrang spüren, da die Verbindung der entsprechenden Nervenbahnen zum Gehirn unterbrochen ist (z.B. bei Querschnittlähmung).
- **Funktionale Inkontinenz:** Hier führt eine Reihe von Einschränkungen dazu, dass (auch bei intakter Blasenfunktion) im Endeffekt die Toilette nicht rechtzeitig erreicht wird, z.B. ist jemand in der Mobilität, evtl. auch der Orientiertheit eingeschränkt, kann Kleidung nicht zeitgerecht und selbstständig öffnen etc. – häufig bei älteren Menschen.
- **„Erlernte" Inkontinenz:** Entsteht durch Überversorgung mit Inkontinenzartikeln, bei mangelndem Toilettentraining (siehe weiter unten) und evtl. durch unbewusste, innerpsychische Prozesse (Klient*innen möchten sich durch „Hilflosigkeit" Versorgung zusichern, ohne dass ihnen das bewusst ist). „Erlernte" Inkontinenz tritt häufig bei älteren Menschen auf.

Stuhlinkontinenz

Wesentlich seltener als die Harninkontinenz, kann in unterschiedliche Schweregrade (leicht, mittel, schwer) eingeteilt werden und reicht von Stuhlspuren in der Wäsche bis hin zur völligen Unfähigkeit, die Stuhlausscheidung zu steuern. Sie tritt besonders häufig in Zusammenhang mit einer demenziellen Erkrankung auf.

5.5.2 Pflege bei Inkontinenz

Toilettentraining und Miktionsprotokoll

Wenn möglich, ist das Ziel der Pflege bei Inkontinenz die Wiederherstellung der Kontinenz, und häufig ist das mit dem **Toilettentraining** möglich. Oft wird in diesem Zusammenhang ein **Miktionsprotokoll** geführt, auf dem eingetragen wird, welche Mengen an Flüssigkeit zugeführt wurden und wann bzw. eventuell auch wie viel ausgeschieden wurde oder ob Inkontinenz (unkontrollierter Abgang von Harn) vorgelegen hat.

Vorgehen:

- Die Klientin wird über das Vorgehen informiert.
- Sie erhält Inkontinenzversorgung (siehe unten) wie in der Pflegeplanung vorgegeben.
- Aufforderung zum Toilettgang (WC, Leibstuhl), Begleitung oder Transfer (je nach Erfordernis) erfolgt nach vorgegebenem Rhythmus (zu Beginn meist ein bis zwei Stunden, wenn möglich wird im Laufe der Zeit ein Abstand von drei bis vier Stunden zwischen den einzelnen Toilettgängen angestrebt).
- Die Klientin erhält dabei die Unterstützung, die sie benötigt, wird aber zur Übernahme möglichst vieler Handlungsschritte motiviert.
- Ziel des Toilettentrainings: Die Klientin erreicht die Toilette, bevor es zu unfreiwilligem Harnabgang kommt, die Klientin erreicht die angestrebten Intervalle zwischen den Toilettengängen, hat ein Gefühl für Harndrang und Blasenentleerung und fühlt sich wohl.

Inkontinenzhilfsmittel und Umgang damit

Inkontinenzhilfsmittel fangen die Ausscheidungen auf: Sie saugen oder fangen Harn ab oder leiten ihn ab bzw. fangen Stuhl auf.
Häufig verwendete Inkontinenzhilfsmittel sind:

Einlagen – „offene“ Systeme

- Diese sind in unterschiedlichen Größen und Formen, für Männer und Frauen erhältlich.

- Kleinere Einlagen haben meist einen Klebestreifen, sie werden so an der Unterhose fixiert oder in eine Netzhose (siehe unten) eingelegt, größere Einlagen werden eingelegt.

Netzhosen – können zusammen mit Einlagen verwendet werden

... und zwar wie eine Unterhose, sie gewährleisten aber besseren Sitz, es gibt Netzhosen auch aus feinmaschigem Gewebe, optisch ähneln sie eher der üblichen Wäsche, sie sind darum häufig auch beliebter. Auch Unterhosen mit guter Passform können verwendet werden.

Einmal-Inkontinenz-Slips – einteiliges, offenes System

Sie bestehen zur Gänze aus saugfähigem Material, können angezogen werden wie eine Unterhose und nach Verwendung an den Nähten aufgerissen und weggeworfen und beim Aufsuchen der Toilette sehr einfach nach unten gezogen werden.

Schutzhose – geschlossenes System

Diese umschließen den Körper wie eine Unterhose, sind aber außen von einer Kunststoffschicht geschützt und können an den Seiten geöffnet und wieder zugeklebt werden. Sie kommen in der Regel nur bei Stuhlinkontinenz zum Einsatz, ansonsten sollten offene Systeme bevorzugt werden.

Kondomurinal

Es wird über den Penis gerollt, haftet dort selbst und mündet in einen Schlauch, über den der Urin in einen Auffangbeutel abgeleitet wird. Es wird täglich gewechselt.

Anlegen bzw. Wechsel von Inkontinenzhilfsmitteln im Liegen

- Die Klientin wird informiert, die erforderlichen Utensilien (Inkontinenzversorgungsmaterial, bei Bedarf Utensilien zur Reinigung/Intimpflege und Hautpflege) werden vorbereitet.
- Die Intimsphäre wird gewahrt.
- Ein Abwurfbehälter für verwendete Inkontinenzhilfsmittel wird bereitgestellt.
- Die Schutzhose wird geöffnet, die Klientin zur Seite gedreht, die benutzte Schutzhose wird vorsichtig eingerollt, Reinigung, Intim- und Hautpflege erfolgen laut Anordnung, die neue Schutzhose wird eingelegt, die Klientin auf die andere Seite gedreht. Die benutzte Schutzhose wird entfernt, es erfolgt wieder Reinigung und Hautpflege nach Bedarf. Ist die Klientin wieder in Rückenlage, wird die Schutzhose geschlossen.
- Bei Einlagen wird nach demselben Prinzip vorgegangen, nur dass darüber noch eine Netzhose angezogen wird (auch in zwei „Etappen“: jeweils eine Seite pro Liegeposition).

Anlegen bzw. Wechsel von Inkontinenzhilfsmitteln, wenn die Klientin stehen kann

- Die Klientin wird informiert, die erforderlichen Utensilien (Inkontinenzversorgungsmaterial, bei Bedarf Utensilien zur Reinigung/Intimpflege und Hautpflege) werden vorbereitet.
- Die Intimsphäre wird gewahrt.
- Ein Abwurfbehälter für verwendete Inkontinenzhilfsmittel wird bereitgestellt.
- Eine Sitzmöglichkeit, auf der ein Handtuch liegt, wird direkt hinter der Klientin bereitgestellt, die Klientin steht *vor* dem Waschbecken, dem Bettrand oder einem Haltegriff, an dem sie sich festhalten kann.
- Die verwendete Inkontinenzversorgung wird entfernt bzw. heruntergezogen, es erfolgt Intimpflege und -reinigung bzw. Hautpflege nach Anordnung, während die Klientin steht.
- Kann sie die Beine nicht heben, setzt sie sich zum Wechsel der Netzhose auf den Sessel und steht danach wieder auf, die neue Inkontinenzversorgung wird angelegt.
- Was die Klientin selbst durchführen kann, soll sie auch selbst durchführen.

5.5.3 Vermeidung von „erlernter" Inkontinenz

Mögliche Maßnahmen zur Vermeidung „erlernter" Inkontinenz (siehe oben) sind:

- Klient*innen nicht mit Inkontinenzversorgung überversorgen, sondern stattdessen
- Begleitung und Unterstützung beim Ausscheiden/beim Toilettgang anbieten,
- Zuwendung (Plaudern) auch dann anbieten, wenn die Klientin keine Unterstützung benötigt.

5.5.4 Mitwirkung bei der Prophylaxe einer Inkontinenz-assoziierten Dermatitis

Die Inkontinenz-assoziierte Dermatitis (IAD) ist eine feuchtigkeitsbedingte Hautschädigung mit oberflächlicher Entzündung und Schwellung der Haut, potenzieller Blasenbildung, serösem Exsudat, Hautabtragungen sowie sekundärer Hautinfektion der perinealen und perigenitalen Haut. Primäre Ursache für die Entstehung sind eine bestehende Harn- und/oder Stuhlinkontinenz, wobei insbesondere der längere Kontakt mit (flüssigem) Stuhl zu einer IAD führen kann. Zusätzliche Faktoren, die eine IAD begünstigen, sind z. B. chemische und mechanische Irritationen wie ein basischer pH-Wert der Haut, Reibung durch die Inkontinenzversorgung, eine alters- bzw ernährungsbedingte Gewebeüberempfindlichkeit sowie Selbstpflegedefizit (Müller et al. 2016, S. 163).

Differenzierung zwischen Dekubitus und IAD[33]:

	Dekubitus (Bottom-up-Läsion)	IAD (Top-down-Läsion)
Ursache	Druck- und/oder Scherkräfte	Feuchtigkeit (z. B. Harninkontinenz, Diarrhoe)
Lokalisation	Wunde über Knochenvorsprung	IAD kann über Knochenvorsprung sein, Feuchtigkeit muss vorliegen (Druck- und Scherkräfte ausschließen)
Ausprägung	Läsion ist lokal begrenzt	Diffuse, oberflächliche Hautveränderungen
Tiefe	Hautschichten fehlen teilweise komplett	Oberflächliche Hautschicht fehlt teilweise
Nekrose	Nekrose	Keine Nekrose
Ränder	Ausgeprägte Ränder	Diffuse/ungleiche Ränder
Farbe	Nicht wegdrückbare Rötung (1. Kategorie)	Wegdrückbare oder nicht wegdrückbare Rötung

Der Einsatz von geeigneten Assessments zur Risikoerfassung und Klassifizierung einer IAD erfolgt durch die DGKP. Erfasst werden z. B. die Differenzierung druck- und anderer feuchtigkeitsassoziierter Hautschäden, Form/Ursache/Dauer der Inkontinenz, Hauttyp/Erscheinungsbild, verwendete Hilfsmittel, standardisierte Tools wie das Deutsche Perineale Assessment-Tool (PAT-D) zur Risikoerfassung und das Inkontinenz-assoziierte Dermatitis Intervention Tool (IADIT-D) zur Klassifikation inklusive Maßnahmenkatalog.

Empfohlene evidenzbasierte Maßnahmen zur IAD-Prophylaxe entsprechend dem IADIT-D sind insbesondere[34]:

Hautreinigung

Nach jeder Inkontinenzepisode, insbesondere bei flüssigem Stuhl, die Haut so rasch wie möglich schonend reinigen und eine Hautinspektion vornehmen:

- Kontamination mit Harn: lauwarmes Wasser
- Kontamination mit Stuhl: pH-hautneutrale Waschlotion oder milde, nicht reizende Waschsubstanz verwenden, mit weichem Waschlappen schonend reinigen und mit weichem Handtuch trocknen. Reibung vermeiden **oder** Feucht- bzw. Reinigungstücher ohne Konservierungsstoffe/Parfumzusätze verwenden. Alkalische Seifen und Produkte mit anionischen Tensiden (Reinigungsmittel) nicht verwenden!

33 https://pflege-professionell.at/wenn-sich-eine-inkontinenz-assoziierte-dermatitis-zur-inkontinenz-gesellt (nach Gray, 2007; EPUAP, 2005; Defloor et al., 2005)

34 https://www.facultas.at/zinfo/9783708913919/IADIT-D_final.pdf

Hautpflege

Produkte je nach Hauttyp/Erscheinungsbild der Haut auswählen

- Trockene Haut: feuchtigkeitsspendende, rückfettende Pflegeprodukte verwenden
- Feuchte Haut: Hautschutz auftragen und feuchtigkeitsspendende Produkte meiden

Hautschutz

- Hautschutzprodukte bilden einen Schutzfilm (Barriere), sie sind speziell bei flüssigem Stuhl anzuwenden
- Einzelprodukte (z. B. Dimethicone, Zinkoxidcremes) können verwendet werden

Kombinationsprodukte: Reinigung + Pflege + Schutz (z. B. imprägnierte Einwegtücher, Waschcremes) sind zur Prävention und bei Vorliegen einer IAD empfehlenswert

Inkontinenzhilfsmittel

- Körpernahe, aufsaugende und atmungsaktive Hilfsmittel (Inkontinenzprodukte) der Inkontinenzform (Frequenz, Volumen, Flussrate der Inkontinenz), dem Geschlecht, der richtigen Größe, der Saugkapazität und den körperlichen und mentalen Fähigkeiten der Person anpassen und individuell wechseln
- Offene körpernahe Inkontinenzhilfsmittel (z. B. Netzhose mit Einlage) sind geschlossenen (Inkontinenzslips) vorzuziehen, um das feucht-warme Milieu zu vermeiden
- Körperferne, aufsaugende und atmungsaktive Hilfsmittel (z. B. Betteinlage, Überzüge) verwenden
- **Urinalkondom/Fäkalkollektor/Stuhldrainagesystem** im Einzelfall verwenden, um den direkten Hautkontakt mit den Ausscheidungen zu vermeiden
- Situationsbezogene **kontinenzfördernde Maßnahmen** (z. B. Beckenboden-, Blasen- oder Darmtrainingsprogramme) einleiten
- In der **Dokumentation** den Hautzustand und die Interventionen unter Angabe der Pflegeprodukte bzw. Hilfsmittel festhalten

5.6 Pflege bei Erbrechen

Beim Erbrechen handelt es sich um einen Reflex, durch den der Mageninhalt über die Speiseröhre in den Mund befördert und ausgestoßen wird. Es ist keine eigenständige Erkrankung, sondern ein Symptom einer Erkrankung oder die Reaktion auf eine Situation (z. B. Ekel).

Es gibt **zwei Formen** des Erbrechens:

„Direktes“ Erbrechen (auch: „zentrales“ Erbrechen)

- Es erfolgt ohne „Vorankündigung“ (wie z.B. Übelkeit oder Ekel), direkt und meist „im Schwall“.
- Es hat unterschiedlichste Ursachen, z.B. Schwangerschaft, Vergiftung mit z.B. Alkohol, Migräne, Einnahme bestimmter Medikamente, verschiedene Erkrankungen.

„Indirektes“ Erbrechen (auch: „peripheres“ Erbrechen, „reflektorisches“ Erbrechen)

- Es erfolgt meist, nachdem ihm Übelkeit vorausgegangen ist.
- Es hat unterschiedliche Ursachen, z.B. Stress, Ekel, „Seekrankheit“, verschiedene Erkrankungen.

Beobachtung des Erbrochenen

- **Wie?** Mit vorangehender Übelkeit oder plötzlich, im Schwall oder würgend?
- **Wann?** Nüchtern, vor dem Essen, nach dem Essen?
- **Konsistenz?** Schleimig, fest? „Kaffeesatzartig“?
- **Beimengungen?** Medikamente, Essensreste? Blut?
- **Farbe?** Grünlich-gallig?

Erbrechen und eventuelle Beimengungen müssen *sofort* weitergeleitet/hergezeigt werden, da es sich um einen Notfall handeln kann (z.B. ist das Erbrechen von Kot ein absoluter Notfall! Ebenso kann das für die Beimengung von Blut oder „kaffeesatzartiges“ Aussehen gelten).

Pflege bei Erbrechen

- Die Klientin in sitzende Position bringen, ist das nicht möglich, in Seitenlage.
- Der Klientin eine Nierentasse mit Zellstoff darin und ein Handtuch geben.
- Die Klientin nicht allein lassen, beruhigend auf sie einwirken.
- Bei Bedarf den Nacken, evtl. die Stirn stützen.
- Gegebenenfalls das Fenster öffnen.
- Nach dem Erbrechen, wenn erforderlich, Bettwäsche und Bekleidung wechseln.
- Ausspülen des Mundes anbieten (Wasser, Glas, Nierentasse, Zellstoff, evtl. Zahnbürste und Zahnpasta).
- Die Information muss umgehend weitergeleitet und dokumentiert werden.
- Es muss eine Vitalzeichenkontrolle (Puls, Blutdruck, evtl. Temperatur, *bei Diabetiker*innen auch Blutzucker*) veranlasst und die Klientin auf ihren Allgemeinzustand beobachtet werden.

6 Sich bewegen

Nach Beschäftigung mit diesem Kapitel sollen Sie ...

... erklären können, was *Mobilität* und *Immobilität* sind und welche Folgen Bewegungsmangel und Immobilität haben können
... erklären können, was ein *Dekubitus* ist und woraus die *Dekubitusprophylaxe* besteht
... erklären können, was eine *Thrombose* ist und woraus die *Thromboseprophylaxe* besteht
... demonstrieren können, wie ein ATS/MTS-Strumpf angelegt wird
... erklären können, was eine *Pneumonie* ist und woraus die *Pneumonieprophylaxe* besteht
... erklären können, was eine *Kontraktur* ist und woraus die *Kontrakturprophylaxe* besteht
... erklären können, was ein *Spitzfuß* ist, und demonstrieren können, wie die *Spitzfußprophylaxe* durchgeführt wird
... erklären können, worum es sich bei der *Mobilisation* handelt und was ihre Ziele und Prinzipien sind
... *Vorbereitung, Schritte und Maßnahmen* der Mobilisation erklären können
... die Positionierung einer Klientin im Querbett demonstrieren können
... *Sturzrisikofaktoren* nennen und einzelne *Maßnahmen der Sturzprophylaxe* bzw. Maßnahmen zum *Schutz beim Stürzen* erklären können
... erklären können, worum es sich bei *Mikro- und Makrobewegungen* und der *Hohllagerung* handelt und was bei *Weich- bzw. Superweichlagerung* zu beachten ist
... die Positionierung einer Klientin in 30°-Schräglage demonstrieren können
... die Positionierung einer Klientin in 135°-Seitenlage demonstrieren können
... die Positionierung einer Klientin in Rückenlage demonstrieren können
... die Positionierung einer Klientin zum Essen und Trinken im Bett (Oberkörperhochlage) demonstrieren können
... die Positionierung einer Klientin zur Atemunterstützung demonstrieren können

In Zusammenhang mit der Pflege und Betreuung hat man es in der AEDL „Bewegung" mit folgenden Aufgaben zu tun:

- Beobachtung von Bewegung und Körperhaltung: Weiterleitung von Informationen
- Mobilität, Bewegungsmangel und Immobilität: Erkennen von Risikofaktoren

- Mobilität, Bewegungsmangel und Immobilität: Mitwirkung an Prophylaxen
- Mobilität, Bewegungsmangel und Immobilität: Unterstützung der Mobilität
  - Unterstützung der Bewegung und Positionsunterstützung
  - Unterstützung bei Störungen der Körperwahrnehmung durch Einschränkungen der Beweglichkeit (z.B. Pflege bei Hemineglect)

6.1 Beobachtung von Bewegung und Körperhaltung und Weiterleitung von Informationen

Sich zu bewegen ist nicht nur ein Grundbedürfnis, sondern auch die Voraussetzung dafür, dass lebensnotwendige Abläufe im menschlichen Körper stattfinden können.
In Zusammenhang mit der **Bewegung** lässt sich beobachten, *wie* sich jemand bewegt:

- Zeigt jemand ein *sicheres Gangbild* oder ist sie *gangunsicher?*
- Ist jemand in der Lage, eine *Position* (z.B. sitzend, stehend) einzunehmen und zu halten oder nicht?
- Kann jemand ihre Bewegungen *steuern* oder erfolgen sie nicht zielgerichtet?
- Äußert jemand *Schmerzen* bei der Bewegung (hörbar, mimisch, gestisch)?
- Sind *Verhärtungen* oder *Verspannungen* zu spüren?

Bei der Gesunden sind die Bewegungsabläufe *gesteuert,* sie ist *voll beweglich.*
Einschränkungen der Beweglichkeit sind gegeben durch:

- **Lähmungen** (ganz oder teilweise) von Gelenken
  Vollständige Lähmung = **Plegie**
  Teilweise Lähmung = **Parese**
- **Zittern** (auch: „Schüttellähmung“ = **Tremor**)
- **Erhöhte und herabgesetzte Spannung des Muskels** (Muskeltonus): Bei Erhöhung kommt es zu „verkrampften“ Bewegungen, bei herabgesetzter Spannung zu „Schlaffheit“.
- Bei bestimmten Zustandsbildern kommt es zu gleichförmigen (stereotypen) Bewegungsabläufen, die nicht unbedingt willentlich unterbrochen werden können, z.B. Wiegen, Schaukeln mit dem Oberkörper.

In Zusammenhang mit der **Körperhaltung** lässt sich Folgendes beobachten:

- Eine **Schonhaltung** wird eingenommen, um z.B. Schmerzen zu vermeiden, etwa beim Husten oder beim Gehen mit frischen Operationsnähten.
- Eine **Fehlhaltung** ist eine dauerhafte „falsche“ Haltung des Körpers, die meist durch Erkrankungen bzw. Veränderungen des Bewegungsapparats verursacht ist (z.B. „Hohlkreuz“).

6.1.1 Hemiplegie, Hemineglect und Bobath-Konzept

Die vollständige Lähmung einer Körperseite wird als **Hemiplegie** bezeichnet, die unvollständige Lähmung einer Körperseite als **Hemiparese**; dazu kommt es durch eine Schädigung der gegenüberliegenden Gehirnhälfte. Die betroffene Körperseite ist dabei auch nur eingeschränkt empfänglich für Reize bzw. Berührungen.

Hemiplegie bzw. **-parese** kann zu folgenden Problemen führen:

- Spastik (durch erhöhte Muskelanspannung erzeugte Muskelkrämpfe, „verkrampfte" Haltung der betroffenen Körperpartien)
- Bewegungs- und Wahrnehmungsfähigkeit sind nicht vorhanden bzw. reduziert
- Inkontinenz
- Schluckstörungen

Ein häufiger Grund für das Auftreten von Hemiplegie und -parese ist der Insult (Schlaganfall).
Bei Hemiplegie bzw. -parese kommt es häufig zum **Hemineglect** (Vernachlässigung, Nichtwahrnehmung bzw. eingeschränkte Wahrnehmungsfähigkeit der betroffenen Körperhälfte).
Symptome des **Hemineglect** können sein:

- Die Betroffenen nehmen die erkrankte Körperhälfte nicht wahr.
- Die räumliche Wahrnehmung um die betroffene Körperhälfte ist eingeschränkt.
- Geräusche rund um die betroffene Körperhälfte werden nur eingeschränkt wahrgenommen.
- Gegenstände (auch Wörter beim Lesen etc.) auf der betroffenen Körperhälfte werden nur eingeschränkt wahrgenommen.

Im Rahmen von Pflege und Betreuung kommt das **Bobath-Konzept** zur Anwendung, einzelne Maßnahmen daraus können im Pflegeplan angeordnet sein. Es handelt sich dabei um die ganzheitliche Einbeziehung von Körperregionen, die von Lähmungen betroffen sind, Ziel ist die Wiederherstellung der Wahrnehmung, so weit wie möglich.

Maßnahmen dabei können sein:

- die Klientin von der betroffenen Körperhälfte aus anzusprechen
- die Klientin zuerst an der betroffenen Körperhälfte zu berühren
- die Umgebung so zu gestalten, dass die Klientin die betroffene Körperhälfte bewegen muss (z.B. die Fernbedienung nicht, wie man vermuten würde, auf die Seite der nicht betroffenen Hand zu legen, damit sie diese greifen kann, sondern genau umgekehrt auf die Seite der betroffenen Körperhälfte etc.)

- auch sprachliche Einbeziehung beider Körperhälften – man spricht dabei aber niemals von der „kranken“ oder „schlechten“ Seite, sondern benennt Körperteile richtig.

6.2 Mobilität, Immobilität und Bewegungsmangel: Erkennen von Risikofaktoren

Mobilität: die Fähigkeit eines Menschen, sich frei zu bewegen und die gewünschten Aktivitäten somit selbstständig durchzuführen

Immobilität: die Unfähigkeit, sich frei zu bewegen und die gewünschten Aktivitäten selbstständig durchzuführen

Achtung:
Mobilität ist *nicht* dasselbe wie „Gehfähigkeit“, Immobilität ist *nicht* dasselbe wie „Unfähigkeit zu gehen“.
Denn: Ein Rollstuhlfahrer kann durchaus selbstständig mobil sein, sogar mehr als jemand, der an Krücken geht. Kriterium der Mobilität ist die Möglichkeit, sich – auch mit Hilfen – frei zu bewegen.

„Immobil“ machen somit nicht allein Erkrankungen, sondern auch äußere Umstände wie z.B. Glatteis. Deswegen die Forderung nach Barrierefreiheit, da sie Mobilität schaffen soll, während Formen der Immobilität zur Abhängigkeit führen.

Ursachen von Immobilität

Körperliche Ursachen
... sind z.B. Erkrankungen oder Veränderungen des Bewegungsapparates (Gelenke, Knochen), schwere Erkrankungen, die sich auf den Allgemeinzustand auswirken (z.B. Herz- oder Lungenerkrankungen).

Psychische Ursachen
... sind z.B. Unsicherheit, Post-Fall-Syndrom (siehe Kap. D 6.4.4), Depressionen (da sie starke Antriebslosigkeit zur Folge haben).

Ursachen in der Umgebung

Die Umgebung kann Mobilität verhindern, z. B.

- kann sich ein Rollstuhlfahrer nicht frei in Räumen bewegen, wenn es Treppen oder zu enge Türeingänge gibt,
- kann jemand, der im Rollstuhl oder mit Gehbehelfen (z. B. Krücken) mobil ist, die Wohnung nicht verlassen, wenn es keinen Lift gibt oder wenn öffentliche Verkehrsmittel nicht auf die Beförderung von Personen im Rollstuhl ausgerichtet sind (z. B. Niederflurbus).

Unterstützung der Mobilität

Einfluss auf die Mobilität nimmt man im Rahmen von Pflege und Betreuung somit durch folgende Maßnahmen:

- **Mitwirkung an der Therapie bestimmter Erkrankungen**, soweit im Rahmen von Pflege und Betreuung möglich
- **Mitwirkung an der Mobilisierung** (auch: Mobilisation)
- **Mitwirkung an der Aktivierung und Motivierung** von Klient*innen
- **Unterstützung bei der Anwendung von Gehbehelfen und anderen Behelfen**, die die Mobilität fördern
- **Gestaltung der Umgebung**

Die Möglichkeiten zur Unterstützung der Mobilität (Mobilisierung) sind in Kap. D 6.4 beschrieben.

Bewegungsmangel bzw. **Immobilität** und ihre möglichen **Folgen:**

Bewegungsmangel ist ein grundsätzlicher Mangel an Bewegung, der auf ganz bestimmten Einschränkungen beruht (z. B. Bettlägerigkeit, Immobilität) und der unter Umständen Erkrankungen zur Folge haben kann, denen im Rahmen von Pflege und Betreuung vorgebeugt werden muss. Folgen von Bewegungsmangel können sein:

- **Hautschädigungen** bis zum **Dekubitus** aufgrund mangelnder Bewegung
- **Thrombose**, die durch Bewegungsmangel bis Immobilität begünstigt wird
- **Sekretstau** aufgrund mangelnder Belüftung der Lunge bei Bewegungsmangel bis hin zur **Pneumonie** (Lungenentzündung)
- **mangelnde Darmbewegungen** (Darmperistaltik) bis hin zur **Obstipation** aufgrund mangelnder Bewegung
- **Schwierigkeiten** beim **Bewegen von Gelenken** bis hin zur **Kontraktur** (irreversible Gelenksversteifung) durch Bewegungsmangel
- **Rückzug** und **Stimmungsveränderungen, Schlafstörungen** bis hin zu **Orientierungsstörungen** aufgrund mangelnden Umgebungswechsels und mangelnder Außenreize bzw. eines gestörten Tag-Nacht-Rhythmus
- erhöhtes **Sturzrisiko**

Die Prophylaxen zur Vorbeugung der Erkrankungen bei Bewegungsmangel/Immobilität sind im folgenden Kap. D 6.3 beschrieben, die Obstipationsprophylaxe findet sich in Kap. D 5.3.1, das einfache Orientierungstraining in Kap. D 2.7.2.

6.3 Mobilität, Immobilität und Bewegungsmangel: Mitwirkung an Prophylaxen

Um den unterschiedlichen möglichen Folgeerkrankungen von Bewegungsmangel (bis hin zur Immobilität) vorzubeugen, werden unterschiedliche Prophylaxen durchgeführt, an denen im Rahmen der UBV mitgewirkt wird. Die Prophylaxen und ihre Durchführung werden im folgenden Abschnitt vorgestellt.

6.3.1 Dekubitus und Dekubitusprophylaxe

Ein Dekubitus (auch: Druckgeschwür, im Volksmund: „Wundliegen“) ist ein Hautdefekt, der unter Zusammenwirkung unterschiedlicher Faktoren entsteht. Meist ist die Hauptursache für seine Entstehung Bewegungsmangel bzw. Immobilität.

Faktoren, die zur Entstehung eines Dekubitus führen

... sind die drei Ds: Druck, Dauer, Disposition

Druck

Beim Sitzen oder Liegen entsteht ein Druck auf die Haut/das Gewebe, auf dem man liegt oder sitzt, und zwar einerseits durch die Knochen, die auf dieses Gewebe Druck ausüben, und andererseits durch die Fläche, auf der sich Haut oder Gewebe befinden. Normalerweise (beim Gesunden) kommt es zu vielen kleinen, auch unbemerkten Bewegungen und damit zur *Druckentlastung*, sodass keine Hautschädigung entsteht. Fehlen diese Bewegungen aber, so besteht das Risiko einer Mangeldurchblutung im Gewebe, auf das der Druck ausgeübt wird.

Dauer

Wie lange es dauert, bis es zur Hautschädigung durch Druck kommt, ist stark von der Disposition abhängig, also individuell. Möglich sind Schädigungen aber bereits nach wenigen (ein bis zwei) Stunden (auch, wenn jemand z. B. in Narkose liegt und operiert wird).

Disposition (und weitere Faktoren):
Disposition bedeutet in der Medizin „Anfälligkeit“. Die Disposition beeinflusst das Risiko eines Dekubitus stark. Zum Beispiel erhöhen es *Inkontinenz, Durchblutungsstörungen* oder ein *reduzierter Allgemeinzustand.*
Reibung (z.B. beim Lagewechsel wie „Hochrutschen“) erhöht das Risiko und ebenso Feuchtigkeit im Bett (wie z.B. bei Inkontinenz möglich).

Schweregrade eines Dekubitus

Die Ausdehnung eines Dekubitus wird nach EPUAP/NPUAP in 4 Stadien unterteilt:
- Stadium 1, nicht wegdrückbare Rötung: Die Haut ist gerötet[35], aber intakt.
- Stadium 2, Teilverlust der Haut: Blasenbildung bzw. die Haut ist an der Oberfläche geschädigt (= oberflächlicher Hautdefekt).
- Stadium 3, vollständiger Verlust der Haut: Alle Hautschichten sind geschädigt, potenziell bestehen Beläge, Taschenbildung und Nekrosen (= sterben ab, Nekrose = Gewebstod).
- Stadium 4, wie Grad 3, allerdings mit vollständigem Gewebeverlust mit freiliegenden Knochen, Sehnen oder Muskeln.
- Keinem Stadium zuordenbar: Tiefe unbekannt (z.B. Basis aufgrund von Belägen, Nekrosen nicht beurteilbar) bzw. vermutete tiefe Gewebeschädigung (z.B. livider oder rötlichbrauner lokalisierter Bereich von verfärbter, intakter Haut oder blutgefüllte Blase).

Körperregionen, die besonders gefährdet sind

Die Gefahr der Ausbildung eines Dekubitus ist dort besonders groß, wo viel Druck auf eine kleine Fläche Haut/Gewebe ausgeübt wird.
Je nach Körperhaltung sind das:
- Region über Steißbein, Gesäß und Schulterblättern, Fersen, Wirbelsäule, Ellenbogen (beim Liegen in Rückenlage)
- Region über dem Oberschenkelknochen, Knie, Fußknöchel, evtl. auch Ellenbogen, Ohrmuscheln (beim Liegen in Seitenlage)
- Gesäß, Fersen, Fußballen, evtl. auch Hinterkopf, Wirbelsäule (beim Sitzen)

Einschätzen des Risikos der Dekubitusentwicklung

Die Risikoeinschätzung erfolgt im Rahmen der Pflegediagnostik und -planung durch die DGKP. Hierzu werden unterschiedliche Skalen verwendet, auf denen Kriterien wie die Fähigkeit zur Wahrnehmung, Mobilität, Ernährungssituation, Bewusstseinslage, Hautzustand, Inkontinenz etc. (also: Faktoren, die die Entstehung eines Dekubitus be-

---

35 Es handelt sich hier um eine besondere Art der Rötung: Sie ist nicht „wegdrückbar“, sondern bleibt auch nach Druck mit dem Finger auf die betreffende Stelle bestehen – siehe weiter unten „Palpationstest“.

günstigen) beurteilt werden. Anhand von Punktesystemen wird dabei ermittelt, ob ein Risiko vorliegt und eine Prophylaxe eingeleitet werden muss.
Beispiele für solche Skalen sind die Braden-Skala oder die Norton-Skala.

Dekubitus-Prophylaxe: Maßnahmen und ihre Durchführung

Maßnahmen der Dekubitus-Prophylaxe sind:

1. Unterstützung des Positionswechsels (früher: „Lagern", „Lagerung")
2. Unterstützung der Mobilisation
3. Beobachtung der Haut inklusive Palpationstest
4. Durchführung der Hautpflege

1. Unterstützung des Positionswechsels

Die Klientin wird nach Anordnung positioniert, es erfolgt entweder ein kompletter Wechsel der Position, oft auch eine Weichlagerung, ebenfalls wird die Hohllagerung durchgeführt, mitunter auch kleine Mikro-Lagerungen (alle in Kap. D 6.6 erklärt).
In der Regel gibt es ein **Positionsunterstützungs-** (auch: „Lagerungs-")**Protokoll**, auf dem mit Uhrzeit und Handzeichen vermerkt wird, wann die Klientin von wem in welche Position gebracht wurde.
Zur Dekubitusprophylaxe eignen sich nur **Positionsunterstützungen, bei denen die Auflagefläche möglichst groß ist** (damit sich das Gewicht auf eine möglichst große Fläche verteilt und der Druck entsprechend gering ist), also z. B. die 30°-Schräglage, weniger bis gar nicht die 90°-Seitenlage.
In der Regel wird dann z. B. zwischen 30°-Schräglage (evtl. auch 135°-Seitenlage) links, rechts und auch Positionierung auf dem Rücken bzw. sitzend abgewechselt, und zwar im angeordneten Rhythmus (z. B. alle ein bis zwei Stunden), dies findet sich dann im Positionsunterstützungsprotokoll.
Die genannten Positionierungen sind in Kap. D 6.8 dargestellt.

2. Unterstützung der Mobilisation

Siehe Kapitel D 6.4

3. Beobachtung der Haut inklusive Palpationstest

Im Rahmen der Dekubitusprophylaxe muss die Haut regelmäßig beobachtet werden, und zwar auf **Rötungen, Blasen** und weitere **Hautdefekte.**
Rötungen: Es handelt sich hier um eine spezielle Art der Rötung, die mit dem Palpationstest (Palpation = Untersuchung durch Betasten) nachgewiesen werden kann:
Lässt sich eine Rötung durch Druck auf die Haut „wegdrücken", zeigt sich die betroffene Stelle dann also „weiß" verfärbt, handelt es sich (noch) nicht um einen Dekubitus. Bleibt die Rötung aber sichtbar bestehen, liegt bereits ein Dekubitus Grad 1 vor, eine Veränderung, die umgehend weitergegeben und dokumentiert werden muss!

Blasen und weitere **Hautdefekte**: Auch hier muss die Information umgehend weitergegeben und dokumentiert werden, damit es zur Behandlung kommt. Blasen sind erhabene Stellen an der Haut, die mit Flüssigkeit gefüllt sein können, weitere Hautdefekte zeigen sich vor allem darin, dass die Haut nicht mehr intakt, sondern durchtrennt, also „offen" ist (Wunde; eine Wunde bedarf immer eines Verbandes!).

4. Durchführung der Hautpflege

Die Haut wird nach Anordnung mit entsprechenden Pflegeprodukten versorgt (z.B. Cremes, Lotionen) und trocken gehalten, damit es nicht zur Entwicklung eines Intertrigo kommt, der als Risikofaktor einen Dekubitus begünstigen kann.

Therapie eines Dekubitus

Die Planung der Behandlung eines Dekubitus obliegt der DGKP im Rahmen der Pflegediagnostik und Pflegeplanung nach ärztlicher Anordnung.
Dies schließt in der Regel neben der Anordnung, dass weiterhin für **Druckentlastung** gesorgt wird, auch eine fachgerechte **Wundversorgung** und ebenso meist bestimmte Anordnungen in Zusammenhang mit der **Ernährung** ein (so ist evtl. der Bedarf an Eiweiß erhöht, ebenso erweist sich die Zufuhr von **Zink** und **Vitaminen** häufig als günstig, auch ist für ausreichende **Flüssigkeitszufuhr** zu sorgen).

In Zusammenhang mit der Planung der Versorgung eines Dekubitus ist zunächst von Bedeutung,

- an welcher Körperstelle sich ein Dekubitus befindet,
- wie groß er ungefähr ist (Durchmesser, Abstand zwischen den Wundrändern),
- ob Nekrosen vorhanden sind,
- ob die Wunde Besonderheiten aufweist (meist wird mittels Foto dokumentiert).

6.3.2 Thrombose und Thromboseprophylaxe

Thrombose, Thrombus und Phlebothrombose

Eine Thrombose ist eine Erkrankung, bei der sich in einem Blutgefäß ein *Thrombus* (Blutgerinnsel) bildet. Ein Thrombus kann sich in Venen oder Arterien bilden und direkt am Ort seiner Entstehung zum Gefäßverschluss führen.
Am häufigsten kommen Thrombosen bei Venen vor, besonders häufig in den tiefen Beinvenen.
Eine *Phlebothrombose* ist ein Verschluss tiefer Beinvenen durch einen Thrombus.

Embolus und Embolie

Löst sich der Thrombus von dort, wird er zum *Embolus* (in die Blutbahn verschleppt), so gelangt er in die Lunge und kann dort zu einer *Lungenembolie* führen (eine *Embolie* ist ein Verschluss eines Blutgefäßes durch einen Embolus).

Symptome einer Thrombose

... können z.B. sein (treten aber nicht unbedingt auf):

- ziehende Schmerzen (besonders im Bereich der Wade bei Beinvenenthrombose)
- Schwellung, Verhärtung
- Erwärmung des betroffenen Körperteils, später auch Rötung
- Wadenkrämpfe

Ursachen einer Thrombose

- *Die Blutströmung ist verlangsamt*
- Dies tritt auf bei: *Bewegungsmangel/Immobilität* (Hauptfaktor), Flüssigkeitsmangel oder -verlusten, Schock, Herzschwäche, Venenschwäche, verschiedenen anderen Erkrankungen
- *Die Gefäßwände sind geschädigt*
- Dies tritt auf bei: Verletzungen, altersbedingten Veränderungen, Entzündungen der Venen
- *Erhöhte Neigung zur Blutgerinnung*
- Dies tritt auf: nach großen Operationen, Verletzungen, Verbrennungen, bei Veränderungen der Blutgerinnung (der Blutgerinnungsfaktoren), unter Einnahme bestimmter Medikamente (z.B. der „Pille“)

Die drei Hauptursachen einer Thrombose (verlangsamte Blutströmung, Schädigung der Gefäßwände, erhöhte Gerinnungsneigung) sind nach dem deutschen Arzt Rudolf Virchow benannt und werden auch als **Virchow-Trias** (Trias = Dreiheit) bezeichnet.

Zusätzlich wird die Entstehung einer Thrombose begünstigt durch frühere Thrombosen, Schwangerschaft, schwere Erkrankungen, ein höheres Lebensalter, ein höheres Körpergewicht und Rauchen.

Gefährdet sind daher besonders:

- immobile Klient*innen, Klient*innen mit Bewegungsmangel
- Klient*innen nach Operationen
- Klient*innen mit vorliegenden Venenerkrankungen (z.B. Venenschwäche, da dabei der Rückfluss des Blutes herabgesetzt sein kann; z.B. Krampfadern = Varizen, da diese die Funktion gesunder Venen nicht erfüllen)

- Frauen während der Schwangerschaft bzw. im Wochenbett
- Klient*innen mit Herzschwäche
- Klient*innen mit Störungen der Blutgerinnung

Ziel der Thromboseprophylaxe

… ist meist die Vermeidung der häufigsten Form der Thrombose, nämlich der tiefen Beinvenenthrombose.
Die Thromboseprophylaxe möchte Einfluss auf die Hauptursachen der Thromboseentstehung nehmen, es soll(en) also

- der Rückfluss des Blutes über die Venen ins Herz (von unten nach oben) gesteigert werden, wenn er aufgrund von Herz- oder Venenschwäche eingeschränkt ist,
- Schäden der Venenwand vorgebeugt werden,
- eine erhöhte Neigung zur Blutgerinnung gesenkt werden.

Maßnahmen der Thromboseprophylaxe

1. Mobilisation bzw. Frühmobilisation
2. Positionsunterstützung
3. Ausstreichen der Venen (DGKP nach Arztanordnung)
4. Kompression der Venen (Anlegen von Antithrombosestrümpfen im Rahmen der UBV, Anlegen von Kompressionsverbänden durch DGKP oder PH)
5. Anleitung zur rückstromfördernden Gymnastik (durch DGKP, Physiotherapie)
6. Verabreichung von Medikamenten, die die Neigung zur Blutgerinnung verringern (meist subkutane Injektion (siehe Kap. E), erfolgt durch DGKP oder PH)

1. *Mobilisation bzw. Frühmobilisation*

Mobilisation: ist grundsätzlich das Ziel, sobald Bewegungsmangel bzw. Immobilität vorliegen (Maßnahmen der Mobilisation: siehe Kap. D 6.4).
Frühmobilisation: Sofern von Ärztin bzw. DGKP angeordnet, werden Klient*innen nach Operationen so bald wie möglich mobilisiert, damit es nicht zur Entwicklung einer Thrombose bzw. auch Pneumonie (siehe Kap. D 6.3.3) kommt.
Die Frühmobilisation erfolgt in der Regel mit bandagierten Beinen (ein Kompressionsverband ist angelegt) bzw. mit angelegten ATS-Strümpfen, da dies den Muskeln beim Gehen einen Widerstand entgegensetzt, der den venösen Rückfluss (in Richtung Herz) fördert.
Liegt bereits eine Thrombose vor, ordnet die Ärztin an, ob und unter welchen Bedingungen mobilisiert werden kann, sehr häufig wird dann aber Bettruhe verordnet.

2. *Positionsunterstützung*
Zur Thromboseprophylaxe werden die Beine *hochgelagert*, da dies ebenfalls den venösen Rückfluss des Blutes fördert.
(Bei bestimmten Erkrankungen ist dies jedoch ausdrücklich kontraindiziert, darf also nicht durchgeführt werden – es wird daher immer nach Anordnung vorgegangen.)

3. *Ausstreichen der Venen*
Erfolgt in der Regel durch DGKP und auf Arztanordnung. Dabei werden die Venen vorsichtig von der Ferse bis zum Knie herzwärts ausgestrichen, was ebenfalls den venösen Blutrückfluss fördert. Dies darf bei ausgeprägten Krampfadern (Varizen) nicht durchgeführt werden.

4. *Kompression der Venen*
Durch Kompression („Zusammendrücken") der Venen erhöht sich die Geschwindigkeit des Blutflusses, zusätzlich wird, besonders beim Gehen, der venöse Blutrückfluss gefördert.
Kompression wird durch *Beinbandagen (Kompressionsverband)* und das Anlegen von *ATS-Strümpfen (Anti-Thrombose-Strümpfen, auch: MTS-Strümpfen = medizinischen Thrombosepropyhlaxe-Strümpfen)* erreicht. Unterschenkel-Kompressionsverbände werden durch DGKP bzw. PH angelegt.

Nur eine genaue Anpassung von ATS/MTS-Strümpfen an Beinumfang und -länge gewährleistet, dass sie ihre Funktion erfüllen können. Die erforderliche Größe und Länge der ATS/MTS-Strümpfe wird von DGKP bzw. PA ermittelt. Dazu wird die Beinlänge (Fußsohle bis Beginn der Gesäßfalte) gemessen, ebenso der Umfang von Wade und Oberschenkel (und zwar je an der umfangreichsten Stelle). Daraus leiten sich Länge und Größe der Strümpfe ab; meist bieten die Herstellerfirmen ein Maßband an, auf dem man – mittels farblicher Markierung – sofort beim Messen ersehen kann, welche Größe/Länge der Strümpfe gewählt werden muss. Oft sind sie in den Größen S (Small), M (Medium), L (Large) und XL (Extra-Large) erhältlich, zusätzlich gibt es Sondergrößen.

Allgemeines zu ATS/MTS-Strümpfen
- Der Druck, der auf das Bein ausgeübt wird, ist im Bereich des Fußes am größten und nimmt nach oben hin ab.
- Die Strümpfe müssen faltenfrei und passgenau sitzen.
- Ein Sichtfenster im Bereich der von oben sichtbaren Seite der Zehen ermöglicht die Beobachtung von Verfärbungen bzw. Wasseransammlungen im Gewebe, keinesfalls dürfen die Strümpfe zu eng sein und so Abschnürungen erzeugen.

- Sie dürfen *nur* am entstauten Bein angelegt werden (durch das Stehen staut sich Blut in den Beinen), d.h. die Klientin muss *vor dem Anlegen mindestens 30 Minuten lang liegen.*
- ATS/MTS-Strümpfe werden *im Liegen* angelegt.
- ATS/MTS-Strümpfe können bei 30 °C in der Maschine gewaschen werden, dürfen aber nicht im Trockner getrocknet werden, es soll kein Weichspüler verwendet werden.
- Sind sie „ausgeleiert“ (nach mehrmaligem Waschen, in der Regel nach über zehnmal) und damit zu weit geworden, erfüllen sie ihre Funktion nicht mehr und müssen erneuert werden.
- Sie dürfen keinesfalls wie normale Strümpfe angezogen werden, weil der dabei entstehende Druck zu groß wäre.

Anlegen von ATS/MTS-Strümpfen

- Erfolgt nach mindestens 30-minütigem Liegen und am besten, während die Klientin noch liegt.
- Der Strumpf wird umgestülpt (Innenseite nach außen).
- Man fährt mit der Hand in den umgestülpten Strumpf, stellt sich vor den Fuß der Klientin und zieht den Strumpf vorsichtig erst über den Vorfuß, dann über die Ferse.
- Man wechselt die eigene Position und stellt sich zu den Schultern der Klientin, um den Strumpf dann an den Rändern zu nehmen und ihn vorsichtig stückchenweise nach oben zu ziehen.
- Man kontrolliert, ob der Strumpf faltenfrei, nicht zu locker (er darf keine Falten werfen) und nicht zu fest sitzt: *Es dürfen keine Verfärbungen (weiß, bläulich) oder Schwellungen im Sichtfenster zu sehen sein, der Fuß darf sich nicht kalt anfühlen.*
- Die Klientin muss – sofern sie orientiert ist – dazu aufgefordert werden, sich zu melden, falls Schmerzen oder Empfindungsstörungen auftreten, zusätzlich empfiehlt sich eine Kontrolle durch die Pflegeperson wenige Minuten nach dem Anlegen des Strumpfes auf Beschwerden bzw. auf oben genannte Veränderungen. Treten sie auf, ist der Strumpf umgehend zu entfernen und die DGKP zu informieren.
- Anziehhilfen erleichtern das Anlegen, so gibt es z.B. spezielle Handschuhe, die das Abrutschen verhindern, Gleitsocken, die der Klientin über den Vorfuß gelegt und nach dem Anlegen des Strumpfes ganz einfach darunter herausgezogen werden, oder Metallgestelle, über die der Strumpf gezogen wird und in die die Klientin dann mit dem Bein „hineinschlüpft“; sie alle werden nach Herstellerangaben verwendet.
- Das Ausziehen von ATS-Strümpfen erfolgt nach demselben Prinzip wie beim Anlegen, nur umgekehrt.
- Die Tragedauer von Strümpfen (in der Regel 24 Stunden) ist immer *angeordnet* (DGKP oder Ärztin).

5. *Anleitung zur rückstromfördernden Gymnastik*
Erfolgt in der Regel durch DGKP oder Physiotherapie. Zum Beispiel wird die Klientin dazu angeleitet,

- im Bett (auf dem Rücken liegend) mit den Beinen Bewegungen wie beim Radfahren durchzuführen,
- im Sitzen die Beine anzuheben,
- die Fußsohlen im Liegen gegen das Bettende zu drücken und die Wadenmuskeln anzuspannen,
- im Sitzen die Zehen so zu bewegen, als wollte man damit etwas vom Boden aufheben (oder es tatsächlich zu versuchen, z.B. einen Stift).

6. *Verabreichung von Medikamenten, die die Neigung zur Blutgerinnung verringern*
Prophylaktisch, also vorbeugend, erfolgt die Heparinisierung (Gabe des Wirkstoffs Heparin in niedriger Dosierung zur Verhinderung von Thrombosen) meist über Injektion per Fertigspritze. Sie wird durch DGKP bzw. PA auf Arztanordnung verabreicht.

6.3.3 Pneumonie[36] und Pneumonieprophylaxe

Pneumonie (Lungenentzündung)

Eine Pneumonie ist eine Entzündung des Lungengewebes. Die Erscheinungsformen und damit auch Symptome von Pneumonien sind vielfältig.

Symptome

... können sein (müssen aber nicht auftreten): Krankheitsgefühl, Fieber, Husten, Auswurf von Lungensekret (Sputum)
Möglich sind auch: Kopfschmerzen, Gliederschmerzen, Husten ohne Auswurf

Ursachen

Eine Lungenentzündung entsteht aus unterschiedlichen Gründen, z.B. durch *Infektionen* (z.B. mit Bakterien, Viren, Pilzen), als *Folgeerkrankung* (bei vorliegenden anderen Grunderkrankungen wie z.B. Herzschwäche, chronische Lungenerkrankungen), als Folge einer *nosokomialen Infektion („Krankenhausinfektion", also einer Infektion, die im Krankenhaus erfolgt ist)*, als Folge einer vorliegenden *Immunschwäche* (bei bestimmten Allgemeinerkrankungen) oder auch als Folge einer *Aspiration* (siehe Kap. D 4.5).

---

[36] Die Pneumonie wird in der Pflege eigentlich der AEDL „Vitale Funktionen des Lebens sichern" zugeordnet, kann sich aber auch in Folge von Bewegungsmangel entwickeln. Die zur Mitwirkung an der Pneumonieprophylaxe erforderlichen Inhalte werden darum hier besprochen.

Wesentlich begünstigt wird die Entstehung einer Pneumonie durch *mangelhafte Belüftung der Lunge*, die meist bei Bewegungsmangel bis Immobilität vorliegt, denn durch den Wechsel der Körperposition und durch Bewegung werden die unterschiedlichen Abschnitte der Lunge *belüftet*.
Entfallen diese Mechanismen, kommt es zur *Minderbelüftung*, was wiederum dazu führen kann, dass sich leichter *bakterielle Infektionen* bilden, es zu *mangelnder Durchblutung* kommt und sich *Sekret staut*, was ebenfalls die Entstehung einer Entzündung fördern kann.

Gefährdet sind daher besonders

- Klient*innen mit *Bewegungsmangel bis Immobilität* (sehr großer Risikofaktor)
- Klient*innen mit (chronischen) Lungenerkrankungen
- Klient*innen mit anderen Erkrankungen, die die Entstehung einer Pneumonie begünstigen (z.B. Herzerkrankungen, Herzschwäche)
- Veränderungen der Atmung (z.B. sehr vorsichtige Atmung nach Operationen, um Schmerzen zu vermeiden)
- in ihrer Abwehr eingeschränkte Klient*innen, Klient*innen mit schweren Grunderkrankungen

Zusätzlich wird die Entstehung einer Pneumonie durch Rauchen begünstigt.

Ziele der Pneumonieprophylaxe

- Vermeidung einer Minderbelüftung der Lunge (und damit der Stauung von Sekreten)
- Infektionen vorzubeugen
- Aspirationen zu vermeiden

Maßnahmen der Pneumoniepropyhlaxe

- Mobilisation (bzw. Frühmobilisation nach Operationen) (Maßnahmen siehe Kap. D 6.4)
- Positionsunterstützungen, die die Belüftung der Lunge fördern sollen (VATI-Positionsunterstützung) durch DGKP oder PA bzw. im Rahmen der UBV nach Anleitung
- Atemstimulierende Einreibung
- Atemgymnastik (Atemübungen zur Lungenbelüftung) nach Anleitung durch DGKP bzw. Physiotherapie
- Ausreichende (und regelmäßige) Zufuhr von Flüssigkeiten (nach Anordnung durch DGKP)
- Maßnahmen, die die Sekretlösung und -entleerung unterstützen (z.B. Inhalation, siehe Kap. E 6.3)

- Aseptisches Arbeiten bei der Mundpflege („von hinten nach vorn"), um Verschleppung von Keimen in die Atemwege zu vermeiden
- Aspirationsprophylaxe (siehe Kap. D 4.5)

6.3.4 Kontraktur und Kontrakturprophylaxe

Kontraktur

Eine Kontraktur ist eine Bewegungseinschränkung (bis hin zur völligen Versteifung) eines Gelenks aufgrund der Verkürzung von Bändern, Sehnen und Muskeln. Gelenke können in jeder Stellung (gebeugt, gestreckt, an den Körper herangeführt oder aber abgespreizt) eine Kontraktur entwickeln.

Eine Kontraktur, die früher besonders häufig zu beobachten war, ist der Spitzfuß. Das Fußgelenk (und zwar das Sprunggelenk) versteift dabei in gestrecktem Zustand, die Betroffenen können dann nur mehr auf den Zehenspitzen gehen.

Ursache einer Kontraktur

... ist Bewegungsmangel bis hin zur Immobilität, Inaktivität des betroffenen Gelenks (es wird also nicht bewegt).
Früher waren Pflegefehler häufig mitverantwortlich für die Entstehung einer Kontraktur: z. B. wurden die Patient*innen mit der Bettdecke – wohlmeinend – an den Füßen „gut eingepackt". Allerdings brachte das Gewicht der Bettdecke zusätzlichen Druck auf das Fußgelenk, das in der Folge (und in Zusammenhang mit zusätzlichem Bewegungsmangel) in dieser Position versteifen konnte.
Die später eingesetzten „Bettkisten" aus Holz, an die der Fuß gelehnt wurde, um das zu verhindern, bargen das Risiko einer Versteifung in gebeugter Position.

Gefährdet sind besonders

- Klient*innen, die Bewegungsmangel/Immobilität (aus unterschiedlichen Gründen) ausgesetzt sind
- Klient*innen, deren Gelenke in einer bestimmten Position „fixiert" sind (z. B. durch Gipsungen)
- Klient*innen mit Lähmungen (z. B. nach Insult)
- Klient*innen, die großflächige Narben haben (da der Narbenzug der Haut die Bewegung behindern kann)

Ziel der Kontrakturprophylaxe

... ist es, durch Bewegung der Gelenke Kontrakturen zu vermeiden.

Maßnahmen der Kontrakturprophylaxe

- Erkennen von eingeschränkter Bewegung eines Gelenks, evtl. auch von Schmerzen bei der Bewegung (denn dann kann es sein, dass sie vermieden wird) durch Beobachtung, Weitergabe von Informationen
- Mobilisation (Maßnahmen der Mobilisation siehe Kap. D 6.4)
- Durchbewegen der Gelenke (durch DGKP bzw. Physiotherapie bzw. nach Anleitung)
- Positionsunterstützung der Gelenke in physiologischer Mittelstellung (Positionsunterstützungen siehe Kap. D 6.5)
- Ausreichender Wechsel der Positionen (siehe Kap. D 6.5)
- Förderung der Aktivität und Bewegung der Klientin (daher: wenig einschränkende Positionsunterstützungen, wenig Superweichlagerung (siehe Kap. D 6.6))

Durchführung der Spitzfußprophylaxe

- Die Füße werden weich (mit einem kleinen Polster) in physiologischer Mittelstellung (nicht ganz gestreckt, nicht ganz im 90°-Winkel) gelagert, die Bettdecke wird über das Bettende gehängt[37], die Fersen werden *hohl* gelagert (siehe Kap. D 6.6), d.h. ein Kissen wird so unter die Beine gelegt, dass die Fersen die Liegefläche nicht berühren.
- Sitzt die Klientin, wird darauf geachtet, dass die Füße Bodenkontakt haben und nicht „hängen".

6.4 Ziele, Prinzipien und Maßnahmen der Mobilisation

6.4.1 Ziele und Prinzipien der Mobilisation

Mobilisation

Man versteht darunter alle Maßnahmen, die die Bewegung von Klient*innen fördern und Immobilität bzw. Bewegungsmangel entgegenwirken.

Ziele der Mobilisation

- Sie soll Erkrankungen und Zustandsbildern, die durch Bewegungsmangel/Immobilität entstehen können, entgegenwirken.
- Sie soll die Ausbildung eines Wach-Schlaf-Rhythmus verbessern und das Wohlbefinden fördern.
- Sie soll Ressourcen und Eigenständigkeit fördern und die Klientin aktivieren.

---

[37] Achtung: Falls sich dort der Motor oder das Pumpgerät einer Antidekubitusmatratze befinden, so dürfen diese Geräte nicht „zugehängt" werden!

Prinzipien der Mobilisation

- Pflegende sollten darauf achten, *rückenschonend zu* arbeiten (siehe weiter unten).
- Sie erfolgt in der Regel unter *kinästhetischen Gesichtspunkten* (siehe weiter unten).
- Sie erfolgt entsprechend den Bedürfnissen und Ressourcen der Klientin.
- Sie erfolgt unter Wahrung der Intimsphäre (z.B. kein Gehen am Gang mit „offenem" Nachthemd).
- Bewegungen werden durchdacht und geplant (Was kann die Klientin übernehmen? Ist eine zweite Pflegeperson erforderlich? Etc.).
- Bewegungsabläufe erfolgen grundsätzlich im „Zusammenspiel" mit der Klientin.
- Was die Klientin selbst übernehmen kann, soll sie selbst übernehmen (sie braucht dazu allerdings Information, Orientiertheit über die Abläufe und Zeit; besonders bei älteren Menschen muss die verlängerte *Adaptionszeit* (siehe Kap. A 2.2) beachtet werden).
- Klient*innen werden über jeden Handlungsschritt informiert, damit sie sich, soweit möglich, einbringen können.
- Die Mobilisation erfolgt so, dass die Sicherheit von Pflegeperson und Klient*innen gewährleistet ist: Pflegende tragen kipp- und rutschfeste Schuhe, holen, wenn erforderlich, Hilfe und führen die Mobilisation im Rahmen der UBV nach Anordnung durch.
- Mobilisation ist abhängig von der Dauer der vorangegangenen Bettruhe der Klientin, ihrem Allgemeinzustand (Erkrankungen, Kreislauf- und Atmungssituation, Schmerzen), ihrer Motivation (auch zur eigenen Mitwirkung), ihrer Bewegungsfähigkeit und ihrem Lebensalter und muss daher individuell angepasst sein.

Rückenschonendes Arbeiten

- Das Bett der Klientin wird grundsätzlich auf die Arbeitshöhe der Pflegeperson gebracht (ungefähr auf Höhe der eigenen Leiste).
- Kann die Höhe nicht eingestellt werden, so kann beim Übernehmen von Gewicht mit einem Bein im Bett „gekniet" werden, während das andere aufgestellt bleibt.
- Die eigene Wirbelsäule soll auch beim Übernehmen von Gewicht bzw. unter Anstrengung möglichst gerade gehalten werden und bei Belastung *keiner* Drehbewegung ausgesetzt sein.
- Wird das Gewicht der Klientin teilweise übernommen, soll die eigene Stabilität im Stehen möglichst groß sein; am besten wird das eigene Gewicht gut auf beide Beine verteilt, wobei ein Stehen und Bewegen mit leicht seitwärts abgespreizten Beinen (bzw. in Schritt-Stellung) und leicht gebeugten Knien günstig ist: Von hier aus kann der Körperschwerpunkt gut verlagert werden.

- Das Gewicht, das übernommen wird, soll so nahe wie möglich am eigenen Körper sein (je weiter weg vom eigenen Körper, desto schwerer „wiegt“ es).
- Wenn möglich, sollte als Ausgleich Rückengymnastik betrieben werden.
- Es sollten so weit wie möglich Entlastungshaltungen eingenommen werden, z.B. das Körpergewicht von einem Bein auf das andere verlagern.

Arbeiten unter kinästhetischen Gesichtspunkten

- In der Kinästhetik (ganzheitliches Konzept zur Wahrnehmung und Unterstützung der Bewegung) geht man davon aus, dass es bedeutsam ist, Bewegung (die eigene und die der Klientin) mit den Sinnen wahrzunehmen.
- Man geht weiter davon aus, dass es wichtig ist, sich in Zusammenhang mit der Bewegung die Elemente Zeit, Raum und Kraft bewusst zu machen und entsprechend zu handeln (z.B.: In welcher Zeitspanne werden Bewegungen durchgeführt, welchen Raum gibt es für die Bewegung außen (Umwelt) und innen (Situation der Klientin, z.B. Knochen, Gelenke)).
- Kinästhetik versteht Bewegung als Interaktion (In-Beziehung-Treten), die gleichzeitig geschieht, d.h. Pflegeperson und Klientin gehen aufeinander ein (und nicht: Die Pflegeperson „hebt“ oder „dreht“ die passive Klientin).
- Die Interaktion geschieht schrittweise, wobei immer wieder Handlungsanweisungen gegeben werden und eindeutige Berührungs- und Bewegungsimpulse gesetzt werden, damit die Klientin sich orientieren und beteiligen kann.
- Massen und Zwischenräume: In der Kinästhetik unterscheidet man zwischen *Massen* (auch: knöcherne Strukturen – das sind der Kopf, das Becken und der Brustkorb, Arme und Beine) und *Zwischenräumen* (das sind der Hals, die Schultergelenke, Taille und die Hüftgelenke).

Das Prinzip dabei ist, Bewegungen über die Massen zu koordinieren und *nicht* in die Zwischenräume zu greifen (also den Klient*innen z.B. nicht unter den Schultergelenken in die Achseln zu greifen, da dies Bewegungsabläufe behindert).
Die Massen werden schrittweise bewegt, damit sich die Klientin an der Bewegung beteiligen kann.

- Zug und Druck: Um den Aufwand von Kraft möglichst gering zu halten, werden Zug (der sich eher für die Arme eignet) und Druck (z.B. werden Becken und Brustkorb besser durch Druck bewegt) gezielt eingesetzt.
- Ebenfalls wichtig ist in der Kinästhetik, dass die Umgebung so gestaltet wird, dass Bewegung gefördert werden kann.

6.4.2 Schritte und Maßnahmen der Mobilisation

Vorbereitung der Mobilisation

- Evtl. Puls und Blutdruck kontrollieren.
- Der Ablauf muss mit der Klientin besprochen und abgestimmt werden.
- Erforderliche Hilfsmittel (z.B. Gehbehelfe, siehe Kap. D 6.4.3) bzw. Schuhe, Kleidungsstücke müssen bereitgestellt werden.
- Es muss kontrolliert werden, ob der Ablauf der Bewegung nicht behindert wird (z.B.: Hat die Klientin Angst?) und ob die Umgebung den Bedürfnissen entspricht (Ist eine Sitzgelegenheit vorhanden, ist der Boden nicht rutschig? Etc.).
- Sowohl vor als auch während und nach der Mobilisation wird die Klientin beobachtet: Hautfarbe, Schweiß, Atmung: Veränderungen müssen sofort weitergegeben werden, gegebenenfalls muss Hilfe geholt und die Klientin in sitzende/liegende Position zurückgebracht werden, dasselbe gilt bei Äußerungen zu Schmerzen und Beschwerden.
- Maßnahmen der Sturzprophylaxe müssen durchgeführt werden (siehe Kap. D 6.4.4).

Schritte und Maßnahmen der Mobilisation

Mobilisationsschritte sind:

- Bewegungsübungen
- Positionsveränderungen im Bett (siehe Kap. D 6.8)
- Querbettsitzen
- Sitzen auf dem Sessel
- Gehen mit Unterstützung (durch Gehhilfen und/oder Pflegeperson)

Querbettsitzen

- Die Klientin wird informiert, evtl. Blutdruck/Puls kontrollieren, auf Anordnung werden MTS-Strümpfe angelegt.
- Das Vorgehen ist langsam und Schritt für Schritt.
- Ein Bettgitter wird nach oben gegeben (es dient dann als Lehne).
- Das Material wird vorbereitet: mehrere Kissen auf einem Sessel in Griffweite.
- Die Klientin wird aus der Rückenlage erst in Seitenlage gebracht und hilft mit, soweit es ihr möglich ist, dann wird sie dabei unterstützt, die Beine langsam und vorsichtig aus dem Bett gleiten zu lassen.
- Die Klientin nimmt eine auf der Bettkante sitzende Position ein.

- Es werden so viele Kissen wie erforderlich hinter ihren Rücken gelegt[38], dass sie Halt hat und nicht nach hinten zurückrutscht, bei Bedarf können auch die Arme unterlagert werden.
- Die Füße müssen gut auf dem Boden stehen, die Klientin soll nach Bedarf gekleidet sein, ein Getränk, Beschäftigung etc. haben.
- Eventuell ein Tischchen vor die Klientin stellen.
- Auf Anordnung darf die Klientin evtl. allein bleiben, dann muss aber kontrolliert werden, ob die Glocke in Reichweite und funktionstüchtig ist und die Klientin sie bedienen kann.

Sitzen auf dem Sessel

- Ausgangsposition: Klientin sitzt Querbett
- „Sessel" können sein: Lehnsessel, Rollstuhl
- Der Transfer erfolgt entweder direkt auf den Sessel, der (fixiert!) mit der Armseite am Bett steht, falls möglich kann die Klientin in Begleitung auch einige Schritte zurücklegen (siehe unten).
- Die Füße müssen gut auf dem Boden stehen, alles Weitere wie beim Querbettsitzen.

Gehen mit Unterstützung

- Vorbereitung: wie oben
- Es soll immer eine Möglichkeit vorhanden sein, sich zu setzen.
- Die Klientin wird beim Aufstehen unterstützt, von der Pflegeperson von hinten um die Körpermitte gefasst und mit der anderen Hand unter dem Unterarm unterstützt (eine von mehreren Möglichkeiten), bei Bedarf erfolgt die Unterstützung durch zwei Pflegepersonen.
- Eventuell kommen Gehbehelfe (siehe unten) zum Einsatz.

6.4.3 Gehbehelfe im Rahmen der Mobilisation

Gehbehelfe müssen, wenn vorhanden, der Größe und dem Bedarf der Klientin angepasst werden, eine Anleitung zur Verwendung erfolgt in der Regel im Rahmen der Physiotherapie.

---

[38] Es können dazu entweder „Schiffchen" aus Kissen gemacht werden: An einer Längsseite wird das Kissen eingedrückt, sodass es gut „steht" und stützen kann, oder die Kissen werden an der Querseite in der Mitte geknickt, was ebenfalls „Standfestigkeit" gibt.

Zum Einsatz kommen:

- *Eulenburg-Gehwagen*: ein Gehgestell mit Rädern und Auflagen für die Unterarme bzw. Achselstützen übernimmt das Gewicht der Klientin – geeignet für Klient*innen, die die Beine nur wenig belasten können
- *Rollator, Vierpunkt-Rollator*: Gehgestell mit 4 Rädern und einem Sitzbrett – im Bedarfsfall kann die Klientin sich umdrehen und daraufsetzen, hat meist einen Korb für Utensilien, für draußen und drinnen geeignet, sehr stabil
- *Delta-Gehrad*: Gehgestell mit 3 Rädern, dadurch schmale Bauweise, optimal für das Gehen im Haus bzw. in Wohnungen, weniger standstabil als der Vierpunkt-Rollator
- *Gehgestell, stabil*: stabiles, nicht bewegliches Gehgestell mit oder ohne Räder(n), wird aufgehoben und nach vorn gesetzt oder gefahren
- *Gehgestell, flexibel (reziprokes Gehgestell)*: Gehgestell ohne Räder, hat bewegliche Gelenke an den Seiten und kann so Seite für Seite beim Gehen vorwärts bewegt werden (folgt der natürlichen Schrittfolge, erfordert aber hohe Koordinationsfähigkeit der Klientin)
- *Krücken (Gehstützen)*: in unterschiedlichen Ausführungen, z.B. *Unterarmgehstütze* zur Entlastung beim Gehen – Griff für die Hände soll auf Handgelenkshöhe sein, Stützstück für den Unterarm soll ca. drei Fingerbreit unter dem Ellenbogen enden; *gepolsterte Achselgehstütze* – entlastet die Handgelenke und ist geeignet, wenn wenig Kraft in den Unterarmen vorhanden ist
- *Gehstöcke*: in unterschiedlichen Ausführungen, einfacher Gehstock oder aber Drei- oder Vierpunkt-Gehstöcke, die mehr Standsicherheit bieten, Ausstattung mit Krückenkappen aus Gummi für gute Haftung auf z.B. rutschigen Böden
- *Rollstühle*: Es gibt sie ebenfalls in unterschiedlichen Ausführungen, meist haben sie abnehmbare Seitenteile (erleichtert den Transfer vom Rollstuhl auf andere Sitzgelegenheiten oder ins Bett) sowie Beinstützen, die zur Seite hin abschwenkbar bzw. überhaupt abnehmbar sind.

6.4.4 Mitwirkung an der Sturzprophylaxe

Umdenken im Rahmen von Pflege und Betreuung

Ein Umdenken im Rahmen von Pflege und Betreuung hat zur heutigen Bedeutung der Sturzprophylaxe geführt. Man hindert Klient*innen, die sturzgefährdet sind, *nicht mehr* (wie früher – wohlmeinend – üblich) *an der Bewegung* (es kamen unterschiedliche Methoden der Fixierung zum Einsatz, was heute nur mehr in begründeten Ausnahmefällen und zeitlich begrenzt geschieht), *sondern am Sturz* bzw. versucht, dass auch *im Fall eines Sturzes* die Verletzungsgefahr weitgehend reduziert ist.

Besonders bei älteren Menschen ist zu bedenken:

Eine *Fraktur (Bruch) des Oberschenkelhalsknochens* zieht Pflegeabhängigkeit und Schmerzen nach sich. Während bei jüngeren Menschen Mobilität und Selbstständigkeit meist schnell wiederhergestellt sind, kann eine solche Fraktur bei älteren Menschen aufgrund *erlernter Hilflosigkeit* (siehe Kap. A 2.2) in dauerhafte Pflegeabhängigkeit münden.

Das *Post-Fall-Syndrom* ist ein Kreislauf aus Angst und zunehmender Immobilität. Ältere Menschen, die bereits gestürzt sind, können dazu neigen, große Angst vor erneutem Stürzen zu entwickeln, und schränken darum ihre Mobilität ein. Dies wiederum schränkt die Beweglichkeit ein und erhöht das Sturzrisiko tatsächlich, im Fall eines erneuten Sturzes wird dann die Mobilität weiter eingeschränkt, was das Sturzrisiko wiederum erhöht.

Es handelt sich dabei um einen Kreislauf, der im Rahmen von Pflege und Betreuung durchbrochen werden muss. Es soll versucht werden, der Klientin möglichst viel Sicherheitsgefühl zu geben (zweite Pflegeperson, Bettgitter zum Anhalten beim Positionieren) und sie zur Bewegung zu motivieren.

Schutz *vor dem Sturz* = Sturzprophylaxe

Sie umfasst die Maßnahmen des Erkennens von Sturzgefährdung und möglichen Sturzursachen und eine entsprechende Gestaltung der Umgebung bzw. Vorbereitung der Klientin.

Sturzrisikofaktoren

Man unterscheidet *endogene* und *exogene* Sturzrisikofaktoren.

Die *endogenen* Sturzrisikofaktoren haben mit der Person selbst zu tun und können in Erkrankungen, Veränderungen der Balancefähigkeit, eingeschränkter Sinneswahrnehmung (z.B. Sehstörungen), verschiedenen Formen der Behinderung, dem Tragen von Prothesen, Amputationen, Einnahme mehrerer Medikamente (aufgrund möglicher Nebenwirkungen, gilt besonders für Schlafmedikamente), Immobilität, Sturzangst etc. liegen.

Auch ein vorliegender Harnwegsinfekt erhöht das Risiko eines Sturzes, da die Betroffenen aufgrund des schnell auftretenden Harndrangs möglichst rasch die Toilette erreichen wollen.

Die *exogenen* Sturzrisikofaktoren liegen in der *Umgebung* und können z.B. zu lange Kleidung, unpassendes Schuhwerk, Hindernisse, Stolperfallen (z.B. Teppiche), Glatteis, nasse Böden, nicht fixierte Betten, Rollstühle etc. sein.

Meist sind Stürze nicht einer einzelnen Ursache zuzuordnen, sondern ein Geschehen, das durch mehrere Faktoren zugleich bedingt ist (z.B. Stolperfalle, eingeschränkte Wahrnehmungsfähigkeit, unzureichender Balance-Reflex).

Allerdings können besonders exogene Sturzrisikofaktoren gut ausgeschaltet und so das Sturzrisiko erheblich minimiert werden.
Auch verschiedene endogene Sturzrisikofaktoren (z. B. Sturzangst) lassen sich im Rahmen von Pflege und Betreuung gut beeinflussen.

Eine Situation mit großer Sturzgefahr

... ist der Toilettengang nachts (mehrere Faktoren treffen zusammen: evtl. die Wirkung der Schlafmedikamente, Dunkelheit, rutschiger Boden).

Besonders gefährdet sind

- ältere Menschen (Lebensalter über 70 Jahre)
- Klient*innen in reduziertem Allgemeinzustand und mit mehreren bestehenden Erkrankungen
- Klient*innen, die viele Medikamente einnehmen (Nebenwirkungen)
- desorientierte Klient*innen
- Klient*innen mit eingeschränkter Sinneswahrnehmung
- Klient*innen, die längere Zeit immobil waren (Immobilität erhöht Gangunsicherheit und Sturzangst), siehe oben: *Post-Fall-Syndrom*

Maßnahmen der Sturzprophylaxe

... müssen dem Risiko der Klientin und ihrer Lebenssituation individuell angepasst sein.
Die Anpassung erfolgt unter anderem folgendermaßen: Die DGKP erhebt im Rahmen der Pflegeanamnese (möglicherweise anhand vorhandener Skalen mit Punktesystem) das Risiko eines Sturzes und legt in der Pflegeplanung die Durchführung einer *Sturzprophylaxe* fest.
Im Fall wiederholt auftretender Stürze wird eine *Sturzanamnese* erhoben, in der Faktoren wie der Zeitpunkt des Sturzes, die Situation und Aktivität der Klientin zum Zeitpunkt des Sturzes, der Sturzort oder vorangegangene Stürze erfasst werden.
Eine besonders wichtige Rolle spielen Rückmeldungen von in der Basisversorgung Tätigen, da diese genau sehen können, wann sich Gefährdungen ergeben.

Mögliche **Maßnahmen der Sturzprophylaxe**

- Gute Information der Klientin, Gehübungen und Training
- Angstreduktion bei der Klientin (z. B. durch die Anwesenheit von zwei Pflegepersonen)
- Verwendung von *Sensormatten* (Matten auf dem Boden neben dem Bett, die, sobald die Klientin daraufsteigt, ein Signal an den Stützpunkt der Pflegenden senden, sodass gesehen wird, ob Hilfe benötigt wird)

- Gute Erreichbarkeit jener Behelfe und Örtlichkeiten, die *schnell* und *unmittelbar* benötigt werden (z.B. Glocke, Telefon, Toilette)
- Rutschfeste Matten in Dusche und Badewanne, Anti-Rutsch-Gitter unter Teppichen
- Für das Vorhandensein von Haltegriffen sorgen (Anbringen veranlassen)
- Entfernen möglicher Stolperfallen
- Bereitstellen von Sitzgelegenheiten auf einzelnen Gehstrecken (z.B. Sessel in der Mitte des Ganges)
- Dafür sorgen, dass die Bremsen von Bett und Rollstuhl etc. immer fixiert sind und dass die Klientin auch selbst darauf achtet, sollte sie selbstständig mobil sein
- Angepasste Kleidung (nicht zu lang)
- Passendes Schuhwerk (Achtung! Zu dicke Sohlen, z.B. bei Turnschuhen, können die Eigenwahrnehmung des Körpers beeinträchtigen!)
- Gut angepasste Gehhilfen, in deren Verwendung die Klientin durch die Physiotherapie geschult ist
- Darauf achten, dass Behelfe, die die Sinneswahrnehmung fördern (z.B. Brillen, Hörgerät), auch verwendet werden
- Für gute Beleuchtung sorgen
- Nasse Böden mit Schildern kennzeichnen

Mögliche **Maßnahmen zum Schutz beim Stürzen** sind:

- Hüftprotektoren: Hosen mit herausnehmbaren Polstern, die den Oberschenkelhalsknochen vor einem Bruch schützen
- Tiefstellbetten: Betten mit niedriger Höhe, sodass im Fall eines Sturzes die Verletzungsgefahr deutlich verringert ist
- Oft zusätzlich: Sicherheitsmatte (Sturzmatte) auf dem Boden neben dem Tiefstellbett – die Klientin fällt abgefedert und weich

6.5 Ziele und Prinzipien der Positionsunterstützung

6.5.1 Positionsunterstützung

Die **Positionsunterstützung** (früher: „Lagerung“) ist die Unterstützung der Positionierung von Klient*innen, die dazu selbst nicht in der Lage sind. Es soll dabei eine bestimmte Körperhaltung eingenommen werden.
Der Begriff „Positionierung“ ersetzt den Begriff „Lagerung“, da damit zum Ausdruck gebracht werden soll, dass es sich um ein gemeinsames Tun handelt, in das die Klientin ihre Ressourcen einbringt.

6.5.2 Ziele und Prinzipien der Positionsunterstützung

Ziele der Positionsunterstützung

- Druckentlastung zur Vermeidung von Hautdefekten (sehr häufig)
- Vorbeugung von anderen durch Bewegungsmangel entstehenden Zustandsbildern (z. B. Kontrakturen)
- Förderung des Wohlbefindens und Vermeidung von Schmerzen
- Ermöglichung von Handlungen, z. B. des Essens und Trinkens (z. B. im Bett)
- Atemunterstützung
- Andere, therapeutische Gründe (z. B. Lungenbelüftung, im Rahmen von Erste-Hilfe-Maßnahmen)

Prinzipien der Positionsunterstützung

- Sie erfolgt so, dass die Pflegenden *rückenschonend* arbeiten (siehe Kap. D 6.4.1).
- Sie erfolgt in der Regel unter *kinästhetischen Gesichtspunkten* (siehe Kap. D 6.4.1).
- Sie erfolgt unter Wahrung der Intimsphäre der Klientin (siehe Kap. D 2.2.1).
- Sie erfolgt entsprechend den Bedürfnissen und Ressourcen der Klientin.
- Bewegungen werden durchdacht und geplant (Was kann die Klientin übernehmen? Ist eine zweite Pflegeperson erforderlich? Etc.).
- Bewegungsabläufe erfolgen grundsätzlich im „Zusammenspiel" mit der Klientin.
- Was die Klientin selbst übernehmen kann, soll sie selbst übernehmen. Sie braucht dazu allerdings Information, Orientiertheit über die Abläufe und Zeit; besonders bei älteren Menschen muss die verlängerte *Adaptionszeit* (siehe Kap. A 2.2) beachtet werden.
- Klient*innen werden über jeden Handlungsschritt informiert, damit sie sich, soweit möglich, einbringen können.
- Die Positionsunterstützung erfolgt so, dass die Sicherheit von Pflegeperson und Klient*innen gewährleistet ist: Pflegende tragen kipp- und rutschfeste Schuhe, holen, wenn erforderlich, Hilfe und führen die Positionsunterstützung wie angeordnet durch.
- Während der Positionsunterstützung soll die Klientin mit möglichst geringer Körperfläche aufliegen/sitzen, da die Bewegung dann leichter fällt.
- Aber: Am Ende der Positionsunterstützung soll die Klientin mit möglichst viel Körperfläche aufliegen/sitzen, da sich der Druck dann besser verteilt und somit auf die einzelnen Körperpartien geringer ist! Das gilt besonders dann, wenn eine Positionierung der Druckentlastung dient.

Im Rahmen der UBV werden Positionsunterstützungen auf Anordnung und laut Pflegeplanung bzw. Positionierungs-/Lagerungsplan durchgeführt.

Der Abstand zwischen den einzelnen Positionierungen hängt von der Gesamtsituation der Klientin ab, ebenso die Art der Positionierung und die Art der Lagerung auf Unterlagen (Weich- bzw. Superweichlagerung, siehe Kap. D 6.6). Sehr häufig wird ein Positionswechsel im Sinne einer Makrobewegung (siehe unten) zweistündlich durchgeführt.

6.6 Mikro- und Makrobewegungen, Hohllagerung, Weich- und Superweichlagerung

6.6.1 Mikro- und Makrobewegungen

Makrobewegungen führen zu einer Druckentlastung ganzer Körperpartien, z.B. ist eine Makrobewegung der Wechsel von der Lage auf der linken zur rechten Körperseite oder von einer Körperseite auf den Rücken (Bauchlage wird bei Erwachsenen kaum angewendet), in die 135°-Seitenlage, die sitzende Position etc.
Die zuvor durch Druck belastete Körperregion wird dabei „frei" gelagert. In der Regel ist eine möglichst große Vielfalt unterschiedlicher Positionierungen anzustreben.
Mikrobewegungen hingegen führen zu einer Verringerung des Drucks (keine vollständige Entlastung), sind für die Klientin weniger belastend sowie einfacher und häufiger durchführbar. Z.B. wird ein zusammengelegtes, weiches Handtuch oder ein kleiner Polster unter eine Körperpartie gelegt (beispielsweise wechselt man zwischen linker und rechter Gesäßhälfte oder auch den Schulter-Seiten). Besonders günstig scheint ein Zeitraum von ca. 30 Minuten zwischen den Mikrobewegungen.

6.6.2 Hohllagerung

Eine **Hohllagerung** entlastet die so positionierte Körperpartie vollständig von Druck, da sie „frei" liegt. Das ist etwa dann der Fall, wenn die Fersen im Liegen die Auflagefläche im Bett nicht berühren, da ein Kissen/zusammengelegtes Handtuch unter den Waden liegt.

6.6.3 Weich- und Superweichlagerung

Eine **Weichlagerung** wird durch Hilfsmittel wie die Anti-Dekubitus-Matratze gewährleistet, der ganze Körper liegt darauf auf und wird so entlastet.

Werden Anti-Dekubitus-Matratzen eingesetzt, stellen sie *keinen* Ersatz für Lagewechsel dar, allerdings ist der Druck auf das Gewebe der Klientin gegenüber herkömmlichen Matratzen deutlich verringert und Lagewechsel müssen *weniger häufig* stattfinden.
Es dürfen dabei aber möglichst keine Krankenunterlagen verwendet werden, das Leintuch soll „lose" auf der Matratze liegen und sollte nicht geknotet oder anders fixiert werden.
Eine **Superweichlagerung** findet bei besonders weichen Anti-Dekubitus-Matratzen statt (kann z.B. durch Wechseldruckmatratzen oder durch das Liegen auf Polstern auf handelsüblichen Matratzen erzeugt werden).
Allerdings führt dies dazu, dass die Klientin die eigenen Bewegungsimpulse *nicht mehr spürt* und ihre Körperwahrnehmung somit verändert ist.
In der Regel gilt, dass Klient*innen mit vorhandenen Eigenbewegungen *nicht* superweich gelagert werden sollen.

> **Achtung:**
> Bei Weichlagerung und vor allem Superweichlagerung muss die Klientin unbedingt in Bewegungsabläufe einbezogen und zur Eigenbewegung aktiviert werden. Wenn möglich, sollen von DGKP oder Physiotherapie angeleitete Bewegungsübungen durchgeführt werden.

6.7 Positionierungshilfsmittel

Es gibt unterschiedliche Hilfsmittel zur Positionierung, die nach Anordnung und Bedürfnissen der Klientin eingesetzt werden können (harte und weiche Kissen in unterschiedlichen Größen und Formen, Rollen, Lagerungsschlangen, Lagerungskeile etc.).
Sie müssen nach Herstellerangaben gereinigt und eingesetzt werden.
Ebenfalls zur Positionierung dienen können eingerollte oder zusammengeschlagene Decken oder Handtücher.
Prinzipiell ist darauf zu achten, dass die Hilfsmittel keinen zu starken Druck auf einzelne Körperpartien ausüben (z.B. Kanten von Lagerungskeilen!) und dass sie die Bewegungsfähigkeit (und Restmobilität) der Klientin nicht einschränken.

6.8 Gebräuchliche Positionierungen im Bett

Folgende Positionierungen sind gebräuchlich und können nach Übung unter Anleitung im Rahmen der UBV durchgeführt werden bzw. kann unterstützend daran mitgewirkt

werden. Hier sind Positionierungen aufgeführt, die entweder der Druckentlastung dienen oder aber eine bestimmte Aktivität unterstützen sollen (Essen und Trinken bzw. die Atmung).
Positionierungen, die vorwiegend *therapeutischen* Charakter haben (z.B. VATI-Lagerungen, 90°-Seitenlage bei Hemiplegie etc.) sind hier nicht beschrieben und werden in der Regel durch DGKP oder PA durchgeführt bzw. wird im Rahmen der UBV nach Anleitung dabei unterstützt.

Grundsätzlich gilt bei Positionierungen:

- Die Gelenke werden meist in der *physiologischen Mittelstellung* positioniert (nicht ganz gestreckt, eine Position, die die größmögliche Arbeitsverrichtung erlaubt[39]).
- Bei Positionierungen zur Druckentlastung soll die Fläche des Körpers, die die Unterlage berührt, möglichst groß sein (eine kleine Auflagefläche würde mehr Druck an einer Stelle bedeuten).
- Gelenke sollen unterlagert/unterstützt sein und nicht „frei in der Luft" liegen (z.B. Kniegelenke, Ellenbogengelenke).
- Eigenbewegungen der Klientin sollen durch die Positionierung nicht eingeschränkt werden.
- Es muss darauf geachtet werden, dass Schlauchsysteme (z.B. Katheterschlauch) nicht geknickt sind und kein Zug darauf liegt.
- Es muss darauf geachtet werden, ob die Klientin Schmerzen äußert, und dann die Lage so verändert werden, dass sie ihr keine Schmerzen bereitet.
- Es muss darauf geachtet werden, dass alle von der Klientin benötigten Utensilien in Reichweite sind und dass sie die Glocke erreichen und bedienen kann.

6.8.1 30°-Schräglage

- Sie dient in der Regel der Druckentlastung.
- Die Klientin wird aus der Rückenlage mittels Lagerungshilfsmitteln (z.B. eingerollte Decke, Lagerungsschlange, Polster) in eine Schräglage von 30° gebracht.
- Das „untere" Bein (das auf der Bettfläche zu liegen kommt) wird *leicht* angewinkelt, sodass es nicht ganz ausgestreckt ist.
- Das „obere" Bein wird – ebenfalls leicht angewinkelt – mit Hilfsmitteln auf Höhe der Hüften positioniert (es liegen z.B. Kissen zwischen den Beinen).

---

[39] Grad der Anwinkelung hängt vom Gelenk ab. Beispiele: Kopf: leicht gebeugt; Ellenbogen: 100°; Hüftgelenke gestreckt, in gerader Linie mit dem Rumpf; Kniegelenke: gestreckt; Fußgelenke: der Fuß bildet mit den Unterschenkeln einen rechten Winkel; keine Innen- oder Außenrotation.

- Nach Bedarf erfolgt eine Hohllagerung (siehe Kap. D 6.6.2) der Fersen und eine Unterlagerung der Arme, der Kopf wird mit einem passenden Kissen unterstützt.
- Die Schulter, auf der die Klientin liegt, muss leicht nach vorn gezogen werden, damit der Druck darauf nicht zu groß ist.

6.8.2 135°-Seitenlage

- Sie dient ebenfalls der Druckentlastung und „ersetzt" die Bauchlage, die im Rahmen von Pflege nur in besonderen Settings zum Einsatz kommt, da sie von Klient*innen kaum gewünscht bzw. toleriert wird.
- Die Klientin wird dazu zuerst in Seitenlage gebracht und aus der Seitenlage „fast" auf den Bauch gedreht, und zwar in Richtung jener Seite, auf der sie zu liegen kom men soll.
- Dort wird dann mit sehr weichen Hilfsmitteln unterstützt:
  - Die Extremitäten der oben liegenden Seite sind *gebeugt*, die der anderen Seite *fast gerade* positioniert.
  - Der Kopf wird mit einem flachen Kissen unterstützt.

6.8.3 Rückenlage

- Das Rückenteil des Bettes wird flach gestellt.
- Kopfpolster werden je nach Bedarf angeboten (meist einer, höchstens zwei).
- Nach Bedarf werden die Fersen „hohl" (frei) positioniert, wozu ein Kissen unter die Waden gelegt wird.
- Wenn eine Hohllagerung der Fersen erfolgt, müssen auch die Kniekehlen unterlagert werden, da das Kniegelenk nicht „frei" liegen darf (es würde dadurch sehr belastet und eine solche Lage verursacht Schmerzen).
- Wenn erforderlich, wird die Spitzfußprophylaxe (siehe Kap. D 6.3.4) durchgeführt.
- Wenn erforderlich, werden auch die Arme unterlagert (jeweils der ganze Arm!).

6.8.4 Positionierung zum Essen und Trinken im Bett (Oberkörperhochlage)

- Die Klientin wird in Richtung Kopfende bewegt (oder bewegt sich selbst).
- Das Rückenteil des Bettes wird in „aufrechte" Position (90° bzw. fast 90°) gebracht.

- Ein Kissen unterstützt den Kopf, eines den Rücken (wenn möglich, sollen die Schultergelenke nicht unterlagert sein, damit die Bewegung der Klientin nicht eingeschränkt wird).
- Die Klientin soll *im Hüftgelenk* gebeugt sein (der Rücken soll gerade sein!).
- Ein gefaltetes (eingerolltes) Handtuch kann unterhalb des Gesäßes gelegt werden (kein Aufliegen!). Es dient als „Rutschbremse", damit die Klientin nicht nach unten rutscht.
- Der Kopf soll leicht nach vorn geneigt sein (optimale Position zum Essen und Trinken).
- Wenn erforderlich, erfolgt eine Freilagerung der Fersen (evtl. nur Mikrolagerung, z.B. mit einem weichen Handtuch) und Spitzfußprophylaxe.
- Wenn erforderlich, werden auch die Arme unterlagert.

6.8.5 Positionierung zur Atemunterstützung

- Die Klientin wird in Richtung Kopfende bewegt (oder bewegt sich selbst).
- Das Rückenteil des Bettes wird in „aufrechte" Position (90° bzw. fast 90°) gebracht.
- Der Oberkörper wird mit Hilfsmitteln (Kissen) so hoch gelagert, wie es der Klientin angenehm ist.
- Ein gefaltetes (eingerolltes) Handtuch kann unterhalb des Gesäßes gelegt werden (kein Aufliegen!), das dient als „Bremse", damit die Klientin nicht nach unten rutscht.
- Die Knie werden unterlagert (z.B. mit Lagerungs-Rolle).
- Die Arme werden unterlagert (das erleichtert das Einsetzen der Atemhilfsmuskulatur).
- Wenn erforderlich, wird für den Zeitraum der Positionierung eine Spitzfußprophylaxe durchgeführt bzw. werden die Fersen freigelagert.

Die hier dargestellten Hinweise zu Positionierungen sind immer dem individuellen Bedarf anzupassen (es handelt sich also tatsächlich um *Hinweise* und nicht um *„Rezepte"*), zusätzlich müssen die Prinzipien der Positionierung beachtet werden.

E Pharmakologie

1 Zeitreise: Aus der Geschichte der Pharmakologie

Der griechische Arzt **Galenos** vereinigte im 2. Jahrhundert zwei große Traditionen, und zwar die des Hippokrates (400 v. Chr.) mit der der Alexandriner (3. Jh. v. Chr.). Somit unterschieden schon antike Philosophen und Wissenschaftler zwischen (Krankheits-) Symptomen einerseits, Anatomie andererseits und daraus abgeleitet der Therapie mit „gegenteilig wirkenden" (allopathischen) Arzneimitteln.
Aus dem Mittelalter ist den meisten von uns der Arzt **Paracelsus** (um 1500) geläufig; er versuchte, aus den damals gängigen Heilpflanzen den für ihre spezifische Wirkung verantwortlichen Stoff zu gewinnen. Viele davon sind sehr giftig – doch hier lautete eine seiner entscheidenden Erkenntnisse:

„Alle Dinge sind Gift, und nichts ist ohne Gift; allein die Dosis macht, dass ein Ding kein Gift sei."

In diesem Sinn ging die Entwicklung weiter: Aus dem tödlichen Gift des roten Fingerhutes wurde das bei Herzschwäche hervorragend wirksame **Digitalis** gewonnen. Aufgrund seiner geringen therapeutischen Breite (siehe Kap. E 3.2.12) blieb es aber weiterhin problematisch in seiner Anwendung. Als erste Reinsubstanz wurde 1804 der Wirkstoff des Schlafmohns hergestellt: **Morphium**.
Eines der ersten vollkommen synthetisch (hier: künstlich hergestellt) erzeugten Medikamente war der Mitte des 19. Jahrhunderts erstmals produzierte Wirkstoff der Weidenrinde: die Salicylsäure. Um deren schwere Nebenwirkungen zu mildern, kombinierte der Chemiker Felix Hoffmann sie 1897 mit Essigsäure und es entstand zum ersten Mal ein Wirkstoff, den es in der Natur nicht gab: die Acetylsalicylsäure. Unter dem Namen **Aspirin** erlangte dieses Arzneimittel Weltruhm – die derzeitige Jahresproduktion liegt bei 50 Millionen Kilogramm.
Nicht unerwähnt soll hier auch bleiben, dass es nicht uns Menschen vorbehalten ist, bestimmte Stoffe gezielt zur Behandlung von Krankheiten und Beschwerden einzusetzen, auch bei den Tieren gibt es viele Beispiele: Berggorillas kauen bestimmte Baumrinden gegen Durchfall, Schimpansen das Mark eines hochgiftigen Busches gegen Wurmerkrankungen, Elefanten in Kenia holen sich Brocken von Natriumsulfat bei Verdauungsstörungen.

2 Gesetzliche Grundlagen und Grundbegriffe der Pharmakologie

> Nach Beschäftigung mit diesem Kapitel sollten Sie ...
>
> ... wissen, was die *Aufgaben von Arzneimitteln* sind und wo die *wesentlichen Informationen* dazu zu finden sind (Fachinformation, Packungsbeilage, Arzneimittelkodex)

2.1 Gesetzliche Grundlagen

2.1.1 Europäische Richtlinie

Arzneimittel, Medikamente, Heilmittel
... sind laut **europäischem Recht**
„Stoffe oder Stoffzusammensetzungen, die als Mittel mit Eigenschaften zur Heilung oder zur Verhütung menschlicher Krankheiten bestimmt sind oder aber im oder am menschlichen Körper verwendet oder einem Menschen verabreicht werden können, um entweder die menschlichen physiologischen Funktionen durch eine pharmakologische, immunologische oder metabolische Wirkung wiederherzustellen, zu korrigieren oder zu beeinflussen oder eine medizinische Diagnose zu erstellen." (Richtlinie 2001/83/EG, Gemeinschaftskodex für Humanarzneimittel, Titel I, Art. 1, 2a, 2b)

2.1.2 Österreichisches Arzneimittelgesetz

Das in **Österreich derzeit geltende Arzneimittelgesetz** (AMG) definiert in § 1 Abs. 1–3 Arzneimittel als

1. *Stoffe oder Zubereitungen aus Stoffen, die*
   a) *zur Anwendung im oder am menschlichen oder tierischen Körper und als Mittel mit Eigenschaften zur Heilung oder zur Linderung oder zur Verhütung menschlicher oder tierischer Krankheiten oder krankhafter Beschwerden bestimmt sind, oder*
   b) *im oder am menschlichen oder tierischen Körper angewendet oder einem Menschen oder einem Tier verabreicht werden können, um entweder*

i) die physiologischen Funktionen durch eine pharmakologische, immunologische oder metabolische Wirkung wiederherzustellen, zu korrigieren oder zu beeinflussen, oder

ii) als Grundlage für eine medizinische Diagnose zu dienen.

2. *Als Arzneimittel gelten Gegenstände, die ein Arzneimittel enthalten oder auf die ein Arzneimittel aufgebracht ist und die zur Anwendung am oder im menschlichen oder tierischen Körper bestimmt sind.*
3. *Keine Arzneimittel sind z.B. Kosmetika oder Homöopathika.*

2.1.3 Aufgaben von Arzneimitteln

Die Aufgaben von Arzneimitteln sind somit definiert. Sie sollen:

- **Krankheiten heilen** – z.B. Antibiotika bei bakteriellen Infektionen
- **Krankheiten lindern** – Symptome verringern: z.B. Analgetika zur Schmerztherapie, Aspirin zur Fiebersenkung
- **Krankheiten verhüten**: z.B. Impfung gegen Infektionskrankheiten, Heparin bei Thrombosegefahr
- **Krankheiten erkennen**: z.B. Kontrastmittel bei Röntgenuntersuchungen

2.2 Herkunft von Arzneimitteln

Die Wirkstoffe können auf sehr unterschiedliche Weise hergestellt werden:

- **chemisch-synthetisch** aus dem chemischen Herstellungsbetrieb (z.B. Aspirin)
- **biologisch**
  - aus biologischem Material (z.B. Blut, Lebertran) gewonnen
  - gentechnologisch (z.B. Insulin) – d.h. Mikroorganismen werden genetisch so manipuliert, dass sie große Mengen dieser Substanz produzieren
- **pflanzlich** (z.B. Kamillenextrakt, Digitalis aus dem Fingerhut, Colchizin aus der Herbstzeitlose)
- **mineralisch** (z.B. Magnesiumsulfat = Bittersalz, ein Abführmittel)

2.3 Benennung von Arzneimitteln

Eindeutig bezeichnet wird der **Wirkstoff** durch einen von der WHO (Weltgesundheitsorganisation) vergebenen **Internationalen Freinamen** (INN) – z.B. Esomeprazol (ein Magensäurehemmer).

Zusammen mit Hilfsstoffen wird daraus ein **fertiges Arzneimittel** produziert, das dann unter einem vom Hersteller vorgeschlagenen und von den nationalen Behörden genehmigten **Handelsnamen** in den Handel gebracht wird.
Dieser Handelsname kann eine reine Fantasiebezeichnung sein (bei unserem Beispiel Esomeprazol heißt das Originalpräparat Nexium®) oder den Freinamen in einer beliebigen Abwandlung beinhalten.

2.4 Generika und Biosimilars

Solange für einen Wirkstoff Patentschutz besteht, darf ein daraus produziertes Arzneimittel nur vom Patentinhaber auf den Markt gebracht werden (**Originalpräparat** mit einem Handelsnamen).
Nach Ablauf dieses Patentschutzes können **wirkstoffgleiche Kopien** in den Handel kommen; sie werden als **Generika** bezeichnet und unter einem anderen Handelsnamen (Branded Generics) oder unter dem internationalen Freinamen des Wirkstoffes in Verbindung mit dem Herstellernamen verkauft.
Generika müssen in der zugelassenen Indikation dem Originalprodukt gleichwertig sein, was durch **Bioäquivalenz** gezeigt werden muss: Vereinfacht ausgedrückt, muss der Wirkstoff zur gleichen Zeit in der gleichen Menge im Blut vorhanden sein wie beim Originalprodukt (statistischer Vertrauensbereich innerhalb von 80 bis 125 % im Vergleich zum Original, d.h. kleine Abweichungen sind erlaubt). Tatsächlich liegt die Abweichung aber meist bei weniger als 5 %.
Diese Generika können wesentlich billiger angeboten werden, da für sie keine Forschung betrieben werden muss und auch die Kosten für Entwicklung und Zulassung deutlich geringer sind.
Bei bestimmten Arzneimitteln gibt es aufgrund der komplexen Struktur dieser Wirkstoffe keine identischen Kopien; daher sind für diese vorläufig als **Biosimilars** bezeichneten Wirkstoffe aufwendigere Zulassungsverfahren nötig.

2.5 Austria-Codex, Fachinformation, Packungsbeilage

Der **Austria-Codex** ist das Verzeichnis der in Österreich zugelassenen Arzneimittel, das unter anderem die Fachinformation des jeweiligen Präparats enthält.

- Diese **Fachinformation** enthält systematisch aufgebaut detaillierte Angaben über die enthaltenen Wirk- und Hilfsstoffe, die Darreichungsform, die Indikationen (siehe Kap. E 2.7), Dosierung, unerwünschte Wirkungen, Wechselwirkungen mit anderen Arzneimitteln und Kontraindikationen (siehe Kap. E 2.7). Alle Angaben müssen von der zuständigen Behörde (in Österreich ist das die „Österreichische Agentur für Gesundheit und Ernährungssicherheit“, AGES) genehmigt werden.

- Die **Packungsbeilage** enthält eine für die Patient*innen allgemein verständliche Zusammenfassung dieser Fachinformation und weitere für Lai*innen nötige Hinweise.

2.6 Verkauf von Arzneimitteln

Arzneimittel kommen dem Arzneimittelgesetz zufolge in verschiedenen Kategorien in den Handel:

- **ohne Rezept**, „over-the-counter“ (OTC)
  - **frei verkäuflich** oder
  - **rezeptfrei, aber apothekenpflichtig** (RPF)
- **rezeptpflichtig** (RP)
  Ein rezeptpflichtiges Medikament darf nur in Apotheken gegen Vorlage eines Rezepts, das von einer zur selbstständigen Berufsausübung berechtigten Ärztin ausgestellt wurde, abgegeben werden; die mehrfache Abgabe ist prinzipiell möglich, kann aber auch eingeschränkt sein.
- Für bestimmte Medikamente gilt zusätzlich entweder die **Suchtgiftverordnung** (SG, für Opiate) oder die **Psychotropenverordnung** (für Medikamente, die bestimmte Wirkungen auf die Psyche haben); es muss dann ein spezielles Rezept inkl. Aufkleber erstellt werden, außerdem gilt dabei Dokumentationspflicht und Abgabebeschränkung.

2.7 Wichtige Begriffe in der Pharmakologie

- **Applikation**: Verabreichung, Darreichung von Medikamenten; auf verschiedenen Applikationswegen möglich (siehe Kap. E 3.1.6)
- **Arzneimittel:** eine zur Anwendung am Menschen oder an Tieren bestimmte Zubereitung von Wirkstoffen (Definition im Arzneimittelgesetz, siehe Kap. E 2.1)
- **Droge:** (1) durch Trocknung von Pflanzen oder Pflanzenteilen hergestelltes Arzneimittel (z. B. Tees) oder (2) Rauschmittel
- **Indikation:** Grund, eine Maßnahme zur Diagnose oder Behandlung einzusetzen, bei Medikamenten: Grund, aus dem die Einnahme eines bestimmten Medikaments angezeigt (indiziert) ist.
- **Kontraindikation:** etwas, das gegen den Einsatz einer Maßnahme zur Diagnose oder Behandlung spricht („Gegenanzeige“), bei Medikamenten: Grund, aus dem

die Einnahme eines bestimmten Medikaments nicht erfolgen soll (kontraindiziert ist).

- **Pharmakokinetik** beschreibt die Verteilung und Veränderungen des Arzneimittels im Körper *(„Was macht der Körper mit dem Wirkstoff?“)* und umfasst die Teilgebiete **Applikation** (Zufuhr), **Resorption** (Aufnahme), **Distribution** (Verteilung), **Metabolismus** (Verstoffwechselung, Um- und Abbau), **Elimination** (Ausscheidung)
- **Pharmakodynamik** beschreibt die Effekte der Wirkstoffe an den jeweiligen Wirkorten: *„Was macht der Wirkstoff mit dem Körper?“*
- **Toxikologie:** Lehre von den für Menschen und Tiere schädlichen Wirkungen chemischer Substanzen
- **Wirkstoff**: Substanz, die im lebenden Organismus eine **biologische Wirkung** hervorruft
- **Lokale Wirkung**: Wenn der Wirkstoff nur am Ort der Applikation (Verabreichung) wirkt
- **Systemische Wirkung**: Wenn der Wirkstoff aufgenommen wird und im gesamten Organismus verteilt zur Wirkung kommt

3 Darreichungsformen, Wirkungsweisen und Applikationswege von Arzneimitteln

Nach Beschäftigung mit diesem Kapitel sollten Sie ...

... den Unterschied zwischen *lokaler und systemischer Wirkungsweise* von Arzneimitteln erklären können
... die dargestellten *Applikationswege* für Arzneimittel kennen
... die dargestellten *Darreichungsformen* von Arzneimitteln kennen
... erklären können, worum es sich bei der *Dosis-Wirkungs-Beziehung* handelt
... einen Überblick über die *Dauer bis zum Wirkungseintritt* bei verschiedenen Darreichungsformen bzw. Applikationswegen geben können
... *unerwünschte Arzneimittelwirkungen* nennen können
... erklären können, was *Wechselwirkungen* sind und was die *therapeutische Breite* ist

Um aus dem oft in nur verschwindend kleinen Mengen nötigen Wirkstoff ein anwendbares Arzneimittel zu machen, sind zumeist vielerlei Hilfsstoffe nötig. Sie ermöglichen die **Formgebung** (z.B. Laktose, Stärke, Saccharose) und **Herstellung**, steuern die **Wirkstofffreigabe** (durch Beschleunigen, Verzögern), verbessern die **Haltbarkeit** (Konservierungsmittel) und korrigieren eventuell **Farbe**, **Geruch** und **Geschmack** des Wirkstoffs.

3.1 Darreichungsformen von Arzneimitteln

3.1.1 Feste Arzneimittel

Pulver: feine Körner

Granulat: grobe Körner, mit zuckerhaltiger Schicht umgeben, oft zum Auflösen in Wasser vorgesehen

Puder: sehr feine Körner zur äußerlichen Anwendung

Tablette: in Form gepresstes Pulver, „Tbl.“, **Filmtablette:** mit glattem Überzug, „FTbl.“, **Dragee:** mit zuckerhaltigem Überzug, „Drg.“, **magensaftresistente Tabletten:** nicht teilen oder mörsern!, **Retardtabletten:** verzögerte Wirkstofffreisetzung – nicht zerteilen, kauen oder mörsern!

Hartkapsel: Der Wirkstoff ist als Pulver, Granulat oder Pellets in eine aus Ober- und Unterteil zusammengesteckte Hülle aus Hartgelatine (seltener Zellulose oder Carrageen) eingefüllt, eventuell zusätzlich mit einem magensaftresistenten Überzug versehen – wird dann erst im Dünndarm freigesetzt, Kapseln sollen deshalb im Ganzen verabreicht werden!

Weichkapseln bestehen aus einer in sich geschlossenen Hülle aus Weichgelatine.

Zerbeiß-Kapseln enthalten einen flüssigen Wirkstoff, der über die Mundschleimhaut aufgenommen werden soll (z. B. Adalat-Kapseln, Nitro-Kapseln).

Lutschtablette: zur vorwiegend lokalen Anwendung des Wirkstoffs

Zäpfchen (Suppositorium, „supp.“): Hier ist der Wirkstoff in einer bei Körpertemperatur schmelzenden Grundmasse eingebettet. Sie sind konisch geformt und werden entweder rektal eingeführt (zur Lokaltherapie oder zur Resorption über die Darmschleimhaut) oder vaginal angewandt (vorwiegend lokale Wirkung). (Klientin immer fragen, ob sie die Anwendung selbst durchführen möchte!)

3.1.2 Flüssige Arzneimittel

Lösungen (liquidum, „liqu.“) sind klare Flüssigkeiten aus einem Lösungsmittel (meist Wasser), einem oder mehreren Wirkstoffen und eventuell Hilfsstoffen (z. B. Konservierungsmitteln).

- Beispiele für Lösungen:
- **Injektions- oder Infusionslösungen** zur Gabe direkt in ein Blutgefäß (intravenös, „i.v."), in einen Muskel (intramuskulär, „i.m.") oder in das Unterhautgewebe (subkutan, „s.c.")
- Lösungen zum Einnehmen als **Tropfen** (guttae, „gtt."), Trinkampullen oder auch als Sirup (zuckerhaltiger Saft)
- Lösungen zur **Aufnahme über die Mundschleimhaut** – siehe auch Zerbeißkapseln!
- Lösungen zur Anwendung **als Lokaltherapie** an Nase (Tropfen, Spray), Augen und Ohren

Emulsionen bestehen aus öligem und wässrigem Anteil – diese trennen sich beim Stehen und Emulsionen müssen vor Gebrauch gut geschüttelt werden.

Suspensionen bestehen aus pulvrigen und wässrigen Anteilen und haben opakes (trübes) Aussehen; für die orale Anwendung müssen sie vor Gebrauch gut geschüttelt werden, da sich die pulvrigen Anteile am Boden des Behältnisses absetzen (z.B. Schüttelmixturen für die Anwendung auf der Haut).

Manche **Insulinpräparate** zur s.c. Injektion sind ebenfalls Suspensionen; diese dürfen nicht geschüttelt werden, sondern müssen **durch Rollen in der Hand** gemischt werden.

Tinkturen sind alkoholische Lösungen (z.B. Jodtinktur).

3.1.3 Halbfeste Arzneimittel

Der Wirkstoff wird in eine Salbengrundlage eingearbeitet. Diese ist entweder einphasig (z.B. Vaseline) oder mehrphasig, d.h. Wasser-in-Öl (W/O) oder Öl-in-Wasser (O/W) (je nach Beschaffenheit gelöst, suspendiert oder emulgiert).
Je nach Mischungsverhältnis und -verhalten gibt es verschiedene Formen, die sich durch Konsistenz, Abwaschbarkeit und Wirkstofffreisetzung deutlich voneinander unterscheiden; die sich daraus ergebenden Begriffe werden teilweise übergreifend verwendet.

- **Salbe** (vorwiegend fettige Grundlage, unguentum, „ungt.")
- **Creme** (O/W oder W/O)
- **Gel** (Wasser mit Quellstoff)
- **Lotion** (dickflüssige Emulsion)
- **Paste** (hoher Pulveranteil)

Die Aufnahme des Wirkstoffs erfolgt über die Haut und soll in erster Linie eine **lokale Wirkung** erzielen. O/W-Cremen bewirken durch die Verdunstung des hohen Wasseranteils zusätzlich noch einen kühlenden Effekt.
Eine Spezialform dieser Applikationsform sind **transdermale therapeutische Systeme („TTS", „Medikamentenpflaster")**, die derzeit vor allem für Hormone und stark wirksame Schmerzmedikamente verwendet werden. Aus einem TTS wird der Wirkstoff über lange Zeit (mehrere Tage) gleichmäßig freigesetzt und durch die Kapillargefäße des Unterhautgewebes aufgenommen – es wird also eine **systemische Wirkung** erzielt.

3.1.4 Gasförmige Arzneimittel

Gase (z.B. Sauerstoff) werden in Metallflaschen komprimiert aufbewahrt und über eine Armatur (Druckminderer, eventuell Durchflussmesser etc.) und Schlauch/Maskensystem zugeführt. Sie werden über die Lungen aufgenommen und wirken systemisch.
Dosieraerosole, Pulver-Inhalationen sind feine Tröpfchen- oder Pulverpartikel, die mit oder ohne Treibgas eingeatmet werden und lokal an den unteren Atemwegen wirken sollen. Sie werden mittels spezieller Hilfsmittel verabreicht.

3.1.5 Überlegungen zur Auswahl der Darreichungsform

- Gewünschter **Wirkungsort**
  - lokal – wirkt dort, wo es angewandt wird (Salbe, Creme, Aerosol etc.)
  - systemisch – gelangt in den Blutkreislauf und wird auf diesem Weg im gesamten Organismus verteilt, wirkt also im ganzen Körper
- **Wirkungseintritt, Wirkungsdauer:** rasche oder langsame Aufnahme über den Darm, rasche Wirkung über Schleimhäute, sofortige Wirkung bei intravenösen Injektionen etc.
- **Verträglichkeit** und andere **praktische Gründe** (Schluckprobleme)

3.1.6 Übersicht über einige wichtige Applikationswege

aural, otal: über den Gehörgang (z.B. Tropfen)
durch Inhalation (inhalativ): Verabreichung über die Atemwege („inhalieren")
oral: Verabreichung über den Mund (Schlucken), „per os" oder „p.o." (durch den Mund), z.B. Tabletten, Tropfen, Kapseln

nasal: Verabreichung über die Nase (Nasenschleimhaut), z. B. Spray oder Tropfen
konjunktival: Verabreichung über den Bindehautsack des Auges, Tropfen oder Salbe
transdermal: Verabreichung über die Haut (z. B. Salbe, Pflaster mit Wirkstoffen)
intravenös: Verabreichung in die Vene (z. B. Infusion), „i.v."
intramuskulär: Verabreichung in den Muskel (z. B. intramuskuläre Injektion), „i.m."
rektal: Verabreichung über die Darmschleimhaut des Rektums (Enddarm), z. B. Suppositorien, „supp." (Zäpfchen)
subkutan: Verabreichung ins Unterhautfettgewebe (z. B. subkutane Injektion), „s.c."
sublingual: über die Mundschleimhaut unter der Zunge, z. B. Spray „s.l."
parenteral: unter Umgehung des Darm-Trakts (bezeichnet unterschiedliche Applikationsformen, z. B. intravenös)

3.2 Wirkungsweisen von Arzneimitteln

Zur Beschreibung der systemischen Wirkung von Arzneimitteln hilft es, den Vorgang in Teilschritte zerlegt zu betrachten. Zunächst sind da die Menge des Arzneimittels (die **Dosis**) und der zeitliche Abstand bis zur nächsten Gabe (das **Einnahme-Intervall**).
Daraus ergeben sich auch Begriffe wie

- **Einzeldosis** (wie viel pro Einnahme gegeben wird),
- **maximale Tagesdosis** (wie viel pro 24 Stunden eingenommen werden darf) und
- **kumulative Gesamtdosis** (wie viel überhaupt von diesem Wirkstoff genommen werden darf).

Nun kommt diese Dosis des Arzneimittels mit der Klientin in Kontakt:

- Verabreichung = **Applikation**
  - enteral: über den Darm, geschluckt oder rektal eingebracht
  - parenteral: unter Umgehung des Darms, im engeren Sinn ist damit die Injektion gemeint
- Aufnahme in den Blutkreislauf = **Resorption**
- Verteilung im Körper = **Distribution**
- **Wirkungsweise** am Ziel (Organ, Zelle, Rezeptor[40])
- Ausscheidung = **Elimination**

---

[40] Rezeptoren sind Strukturen an der Oberfläche von Körperzellen, an denen sich dazupassende Stoffe anlagern können.

3.2.1 Dosis-Wirkungs-Beziehung

Die Wirkung eines Arzneimittels ist unter anderem von der verabreichten Dosis abhängig. Unterhalb der minimalen wirksamen Dosis tritt kein Effekt auf, bei steigender Dosis steigt auch die Wirkung; die weitere Dosissteigerung führt aber zumeist auch zu unerwünschten Arzneiwirkungen und letztlich zu Vergiftungserscheinungen.
Beispielsweise führt Insulingabe dosisabhängig zum Blutzuckerabfall; hier ist die Dosissteigerung also durch das Auftreten von Unterzuckerungen limitiert.
Andererseits ist bei manchen Arzneimitteln auch durch fortgesetzte Dosissteigerung kein stärkerer Effekt zu erzielen: Ceiling-Effekt (an den Plafond stoßend).

3.2.2 Pharmakokinetik am Beispiel eines geschluckten Arzneimittels

Applikation durch Schlucken = enterale, orale Zufuhr (per os, p.o.)

- Mund – Speiseröhre – Magen
- **Zwölffingerdarm/Dünndarm:** Hier wird das Arzneimittel in die Venen der Darmwand aufgenommen (Resorption) und im Blutstrom weitertransportiert.
- **Pfortader – Leber:** Hier finden eventuell **Um- und Abbauvorgänge** statt, welche die weitere Arzneimittelwirkung beeinflussen, „First-Pass-Effekt".
- Untere Hohlvene – rechte Herzhälfte – Lunge – linke Herzhälfte – **Körperkreislauf:** Dort entfaltet es seine erwünschten, aber eventuell auch unerwünschten **Wirkungen an den Organen**.
- Wenn es in wasserlöslicher Form vorliegt, wird es über die **Nieren** im **Harn** ausgeschieden.
- Wenn es in fettlöslicher Form vorliegt, wird es in der **Leber** entweder über die **Galle** in den Darm abgegeben oder in wasserlösliche Form gebracht.

Bei in den Darm abgegebenen Substanzen kann es zur Rückaufnahme in die Blutbahn kommen (**enterohepatischer Kreislauf** – verlängerte Wirkdauer).

3.2.3 Pharmakokinetik bei anderen Applikationsformen

Aufnahme über Schleimhäute

Die Resorption über die **Mundschleimhaut** (sublingual, s.l.) oder **Nasenschleimhaut** umgeht durch direkte Aufnahme über die Schleimhautkapillaren sowohl den Weg durch den Darm als auch den First-Pass-Effekt der Leber: Das bedeutet einen rascheren Wirkungseintritt und höhere Wirkstoffkonzentration. Dasselbe gilt für transdermale Pflaster.

Weitgehend lokale Wirkung

... wird durch die Verabreichung von **langsam resorbierbaren** Arzneimitteln erzielt:

- auf der Haut = kutan, dermal (Ausnahme: TTS)
- Augenbindehaut = konjunktival
- Gehörgang = aural, otal
- Atemwege, Lunge = bronchial, pulmonal (Ausnahme: Gase)
- Scheide = vaginal

3.2.4 Weitere Angaben zur Resorption

Wie viel von dem Wirkstoff wird in welcher Zeit aufgenommen?
Das ist von vielen Faktoren abhängig:

- dem **Wirkstoff** selbst
- seiner **Verarbeitung**, der **Zubereitung mit Hilfsstoffen**, der **Darreichungsform**
  - **flüssige** Formen werden rascher resorbiert als feste
  - **magensaftresistenter** Überzug bei Wirkstoffen, die entweder
    - von der Magensäure zerstört würden,
    - die Magenschleimhaut schädigen würden oder
    - erst im Darm wirken sollen
  - **Retard-Formen** zur verzögerten Wirkstoffabgabe, dadurch weniger häufige Verabreichung und gleichmäßigere Wirkstoffzufuhr möglich – aber dadurch auch langsamerer Wirkungseintritt
    z.B. Depot-Insuline, schmerzstillende Medikamente
- dem **Applikationsort** (z.B. Haut, Mundschleimhaut, Darmschleimhaut)
- **gleichzeitig vorhandene Substanzen** (Nahrung oder andere Medikamente im Magen und Darm, Kosmetika auf der Haut)
- **Verweildauer** am Resorptionsort (Durchfall, Waschen der Haut)
- **Alter** der Patientin

3.2.5 Angaben zur Distribution

Um seinen Effekt zu erzielen, muss der Wirkstoff in einer bestimmten Konzentration über eine bestimmte Zeit am Wirkungsort vorhanden sein – man spricht von **minimaler effektiver Konzentration, MEC**.
Um diese MEC zu erreichen, muss das Arzneimittel in einer bestimmten **Dosis** eingenommen werden.

- Möglicherweise gibt man am Anfang eine **höhere Initialdosis**, um die MEC rascher zu erreichen,
- und eine niedrigere **Erhaltungsdosis**, um die Wirkstoffkonzentration aufrechtzuerhalten.
- Mit zunehmender Dosis steigt auch das Risiko für unerwünschte Wirkungen (siehe auch speziell „therapeutische Breite“, Kap. E 3.2.12).

3.2.6 Dauer bis zum Wirkungseintritt

Aerosole, Pulverinhalationen	Sekunden
i.v. Injektion und Infusionen	Sekunden
Nasenspray, -tropfen, -salbe	Sekunden bis Minuten
Sublingualspray, Zerbeißkapseln, Sublingualtabletten	Sekunden bis 1 Minute
Augentropfen, -salbe	Minuten
Tropfen, Säfte	5–15 Minuten
Suppositorien	15–20 Minuten
i.m. und s.c. Injektionen	15–30 Minuten
Tablette, Kapseln	20–30 Minuten
Vaginal-Ovula	20–30 Minuten
Magensaftresistente Präparate, Retard-Präparate	über 1 Stunde

3.2.7 Wirkungsmechanismen am Zielorgan

Es gibt sehr viele verschiedene Mechanismen, mit denen der Wirkstoff seinen Effekt erzielt; beispielhaft soll hier die **Wechselwirkung mit einem Rezeptor** ausgeführt werden.

Rezeptoren sind Strukturen an der Oberfläche von Körperzellen, an denen sich dazupassende Stoffe anlagern können. Auf diese Weise wird eine Information übertragen, die bestimmte Effekte in der Zelle auslöst. Zuerst entdeckt wurde dieser Wirkungsmechanismus bei Hormonen wie z.B. dem Adrenalin.

Der Wirkstoff passt dabei „wie ein Schlüssel ins Schloss“, er imitiert also mit einem Teil seiner Struktur den natürlichen Bindungspartner des Rezeptors und kann auf verschiedene Weise wirken:

- Als **Agonist**: Der Wirkstoff heftet sich an den Rezeptor und wirkt genauso stark wie oder stärker als der natürliche Bindungspartner, verstärkt also im Allgemeinen die natürliche Zellaktivität.

  Beispiel: Bestimmte blutzuckersenkende Medikamente lösen in bestimmten Körperzellen Vorgänge aus, die Poren öffnen, durch die dann der Blutzucker in die Zelle einströmen kann.

- Als **Antagonist** bezeichnet man hingegen Wirkstoffe, die sich zwar ebenso an den Rezeptor binden, dort aber entweder eine hemmende Wirkung entfalten oder den natürlichen Bindungspartner fernhalten und dadurch die Zellaktivität im Allgemeinen vermindern.
- *Beispiele* dazu sind zur Blutdrucksenkung verwendete Medikamente aus den Gruppen der Betablocker oder Calcium-Antagonisten.

Einige **andere Wirkungsmechanismen:**
- Hemmung von **Enzymen** (z.B. Blutdruckmedikamente wie ACE-Hemmer)
- chemische Veränderung an **Mikroorganismen** (z.B. Antibiotika vom Typ Penicillin)
- **neutralisierende** Wirkungen

3.2.8 Angaben zur Elimination

Hier sind mehrere Routen möglich:
- **biliär:** über die Leber in Form von Gallenflüssigkeit in den Darm – Ausscheidung im Stuhl (evtl. Rückresorption ins Pfortadersystem – enterohepatischer Kreislauf)
- **renal:** über die Nieren in den Harn
- **pulmonal:** über die Ausatemluft
- **kutan:** über die Haut (selten relevant)

3.2.9 Dynamischer Verlauf der Arzneimittelwirkung

Aus dem Zusammenspiel der Dosis, der Resorption, der Distribution und der Elimination ergibt sich ein Ablauf der Arzneimittelwirkung:
- **Anflutungszeit**: Die Zeit, die vergeht, bis die MEC (minimale effektive Konzentration) erreicht ist: Damit im Zusammenhang steht auch der Wirkungseintritt.
- **Halbwertszeit**: Die Zeit, in der die Hälfte des Wirkstoffs wieder ausgeschieden oder unwirksam gemacht worden ist.
- **Kumulation**: Anhäufung eines Wirkstoffs mit nachfolgenden unerwünschten (toxischen) Wirkungen trotz richtig dosierter Zufuhr; vor allem durch
  - verminderte Ausscheidung durch Leber- oder Nierenfunktionsstörung (-insuffizienz)
  - verlangsamten Stoffwechsel, vor allem im Alter
  - Flüssigkeitsmangel

- **Intoxikation**: Zu hohe Konzentration des Wirkstoffs mit daraus folgenden toxischen Wirkungen durch fehlerhafte Verabreichung (zu viel auf einmal, zu kurze Einnahmeintervalle, Nachholen einer versäumten Dosis oder Ähnliches).

3.2.10 Unerwünschte Arzneimittelwirkungen (UAW)

... werden umgangssprachlich auch als „Nebenwirkungen" bezeichnet.
Dosisabhängig und wirkstoffspezifisch können unerwünschte Arzneimittelwirkungen bei jedem Menschen auftreten, wenn eine individuell unterschiedlich hohe Dosisgrenze überschritten wird (anlagebedingte „Umgangsweise" des Körpers mit dem Arzneimittel):

- **Magen-Darm-Unverträglichkeiten** mit den Symptomen Völlegefühl, Übelkeit, Erbrechen, Durchfall
- **beeinträchtigte Verkehrstüchtigkeit** aufgrund herabgesetzter Reaktions- und Konzentrationsfähigkeit; typischerweise bei
  - **Beruhigungsmitteln** (Sedativa), **Schlafmitteln** (Hypnotika) und manchen **Psychopharmaka**
  - **manchen schmerzstillenden Medikamenten** (Analgetika)
  - **Medikamenten gegen Allergien** (Antihistaminika)
- Zu den **toxischen Wirkungen** gehören:
  - dosisabhängig **übersteigerte** Wirkungen (z. B. bei Marcoumar®)
  - **teratogene Wirkungen:** schädigende Auswirkungen auf eine bestehende oder auch zukünftige Schwangerschaft (z. B. Thalidomid = Contergan®)
  - **kanzerogene Wirkungen:** krebserregende Wirkungen
  - **Arzneimittelkrankheit** als Schädigung eines Organs (z. B. Nierenschäden oder Magengeschwüre nach Einnahme von Schmerzmedikamenten über einen längeren Zeitraum)

Unabhängig von der Dosis können **allergische Reaktionen** auftreten:

- Sie können nicht nur **gegen den Wirkstoff**, sondern auch **gegen einen der Hilfsstoffe** gerichtet sein.
- Beim **Erstkontakt** kommt es zur **symptomlosen Sensibilisierung**, es werden spezifische Abwehrstoffe gebildet.
- Beim **Zweitkontakt** lösen diese Abwehrstoffe dann eine allergische Reaktion aus.
- Diese äußert sich in **leichter Form** als Juckreiz, Hautausschlag, Quaddelbildung oder Schleimhautreizung mit Tränen- und Nasenfluss.
- In **schwerer Form** kommt es zur Atemnot mit Erstickungsgefahr (Bronchospasmus) und zur Schocksymptomatik bis zum Kreislaufversagen.

Missbrauch von Arzneimitteln liegt dann vor, wenn für die Einnahme oder eine überhöhte Dosierung kein medizinischer Grund besteht. Zumeist handelt es sich um angstdämpfende, entspannend wirkende oder euphorisierende Stoffe; allerdings werden auch andere Stoffe wie z.B. Laxantien (Medikamente, die zur Stuhlausscheidung führen) missbräuchlich verwendet.
Arzneimittelabhängigkeit tritt vor allem bei stark wirksamen Schmerzmedikamenten, Schlaf- sowie Beruhigungsmitteln und manchen Psychopharmaka auf: Bei ausbleibender Zufuhr oder ungenügender Dosissteigerung kommt es zu typischen **körperlichen und psychischen Entzugserscheinungen**, vor allem zu vegetativen Symptomen wie Zittern, Schwitzen, Unruhe; eventuell kommt es auch zu Krämpfen.

3.2.11 Wechselwirkungen

Wenn zwei oder mehrere **verschiedene Arzneimittel** verwendet werden, so können sich diese **gegenseitig beeinflussen** – z.B. einander direkt oder an einem gemeinsamen Wirkungsort abschwächen oder verstärken, die Wirkungsdauer verändern oder die Ausscheidung beeinflussen.
Auch Wechselwirkungen mit Nahrung und Getränken sind möglich (siehe Kap. E 6.2, E 6.4 und E 6.5).

3.2.12 Therapeutische Breite

Die therapeutische Breite beschreibt den **Abstand** zwischen der **therapeutischen Dosis** (bei welcher der erwünschte Effekt eintritt) und der **toxischen Dosis** (bei der Vergiftungserscheinungen auftreten).
Es gibt verschiedene Methoden, dieses Verhältnis auszudrücken; es sind statistische Verfahren, die sich durch verschiedene Annahmen über die Beziehung zwischen Dosis und Auftreten des Effektes unterscheiden.

Medikamente mit großer therapeutischer Breite gelten als „ungefährlich" – auch ein Vielfaches der wirksamen Dosis führt nur selten zu schwerwiegenden unerwünschten Wirkungen.
Beispiel: Penicillin
Medikamente mit geringer therapeutischer Breite gelten als „gefährlich" – schon kleine Überdosierungen oder Akkumulationen führen zu schweren unerwünschten Wirkungen.
Beispiel: Marcoumar®, Digitalis

3.2.13 Nutzen-Risiko-Verhältnis

- **Nutzen**: Wirksamkeit gegen die Symptome und Folgen der Krankheit
- **Risiko**: das Auftreten starker unerwünschter Wirkungen

Nun ist die Frage, wie wahrscheinlich und wie wichtig der Nutzen ist und wie wahrscheinlich und wie schwer die möglichen unerwünschten Wirkungen sind. Die Abschätzung dieses Verhältnisses ist oft schwierig und von manchen wirkstoffunabhängigen Faktoren abhängig:

- Dosierung (vor allem bei Medikamenten mit geringer therapeutischer Breite)
- altersbedingt herabgesetzte Organfunktionen (z.B. nachlassende Nierenfunktion)
- individuelle Empfindlichkeit der Patientin
- Behandlungsdauer, Grunderkrankung
- Wechselwirkungen mit anderen Arzneimitteln

4 Übersicht häufig verwendeter Arzneimittel (Arzneimittelgruppen)

Hier wird nur ein kleiner Ausschnitt der tatsächlich verfügbaren Arzneimittel gezeigt. In ihrer Vielzahl können Arzneimittel nach unterschiedlichen Gesichtspunkten unterteilt werden: nach **Indikation** (wofür sie nützen sollen), nach **Wirkungsweise**, nach der **chemischen Struktur**, nach dem **Organ oder den Organsystemen**, nach dem **Wirkungsort** auf zellulärer Ebene, nach der **Absicht, in der sie gegeben werden**, u.v.m.
Entlang einiger dieser Aspekte entwickelte man 1976 das komplexe System der von der WHO offiziell übernommenen **ATC-Klassifikation** (anatomisch-therapeutisch-chemisch).
Noch ein kleiner Hinweis: Es handelt sich bei der Bezeichnung von Medikamentengruppen oft um eine Zusammensetzung im typischen lateinischen/griechischen Medizinerjargon. Besonders die historisch gewachsenen Bezeichnungen beginnen oft mit Anti-, An- oder auch nur A- (= gegen) und enden zumeist auf -tikum (Mehrzahl -tika); dazwischen steht das Symptom oder die Erkrankung, die damit behandelt werden soll: also Anti-diabe-tika: „Medikamente gegen Diabetes (erhöhten Blutzucker)" oder An-alge-tikum: „Medikament gegen Schmerz (Algor)".
Im Folgenden nun eine Möglichkeit, die am häufigsten auftretenden Begriffe und Bezeichnungen geordnet darzustellen; in eckigen Klammern dazu jeweils ein typischer Wirkstoff aus dieser Gruppe.

Analgetika und Antiphlogistika, auch „Antirheumatika“

gegen Schmerz und Entzündung

- **schwache Analgetika** [Paracetamol]
- nicht-steroidale Antirheumatika = **NSAR**, wirken auch entzündungshemmend [Diclofenac, Naproxen, Ibuprofen]
- **Kortison** [Prednisolon, Triamcinolon]
- **starke Analgetika** [Tramadol, Fentanyl, Morphin]

Antiinfektiva

gegen Infektionskrankheiten

- **Antibiotika** – gegen bakterielle Infekte; hier einige der vielen Gruppen:
  Beta-Lactame: **Penicillin**, **Cephalosporin**, Peneme [Amoxicillin, Cefuroxim]
  Tetrazykline, **Makrolide** [Erythromycin]
  Gyrasehemmer [Ciprofloxacin]
- **Virustatika** – gegen virale Infekte wie Hepatitis, HIV, Herpes [Famciclovir, Zidovudin]
- **Antimykotika** – gegen Pilzinfektionen
- viele Wirkstoffgruppen zur lokalen oder auch systemischen Anwendung [Isoconazol, Amphotericin B, Griseofulvin]
- **Anthelmintika und Antiprotozoenmittel** – gegen parasitäre Infektionen mit Würmern [Mebendazol], Malaria [Pyrimethamin] etc.

Magen- und Darmtherapeutika

gegen Entzündungen und Geschwüre, Obstipation und Diarrhoe

- **Antacida** binden die Magensäure [Sucralfat]
- H2-Blocker und **Protonenpumpenhemmer** vermindern die Säureproduktion [Pantoprazol]
- Laxantien, besser **Laxativa** = Abführmittel. Sie wirken gegen Obstipation; viele Wirkprinzipien, um das Stuhlvolumen zu vermehren: quellend [Leinsamen], osmotisch [Lactulose], sekretionsfördernd [Rizinus, Sennes], reflektorisch [Sorbitol]
- **Antidiarrhoika** gegen Durchfall [Loperamid]

Kardiaka

wirken regulierend auf das Herz

- **Antiarrhythmika** normalisieren den Pulsschlag [Amiodaron]
- **Kardiotonika** stärken die Herzkraft [Digitoxin]

Antihypertensiva

gegen erhöhten Blutdruck; es gibt es viele Wirkstoffgruppen, die auch kombiniert werden können; hier einige davon:

- **Betablocker** [Bisoprolol]
- **ACE-Hemmer** [Enalapril], **Angiotensin-Rezeptor-Blocker** [Losartan]
- **Calcium-Antagonisten** [Amlodipin]
- **schwache Diuretika** [Triamteren]

Antidiabetika

gegen Zuckerkrankheit, senken den Blutzucker

- **Insulin-Resistenz-Senker** verbessern die Insulinwirkung an der Körperzelle [Metformin, Pioglitazon]
- **Insulin-Freisetzer** regulieren die Insulinausschüttung [Glimepirid, Repaglinid, Sitagliptin]
- **Insulin** und seine gentechnisch veränderten Varianten bei Diabetes mellitus Typ 1 und sonst unbeherrschbarem Diabetes mellitus Typ 2

Bei anderen Stoffwechselstörungen verwendete Medikamente

- **Lipidsenker** senken Cholesterin und Triglycerid-Spiegel [Simvastatin, Nikotinamid]
- **Urikostatika** senken den Harnsäurespiel bei Gicht [Allopurinol]

Psychopharmaka

beeinflussen Stimmungen, Gefühle, Vorstellungen; hier gibt es viele Substanzen, deren Wirkungsspektren sich überschneiden, aber auch unterscheiden und die daher gleichzeitig mehreren Gruppen angehören.

- **Antidepressiva** – gegen Depressionen, Zwangs- und Angststörungen
  klassisch die trizyklischen Antidepressiva [Amitriptylin]; moderner und derzeit am häufigsten verwendet die SSRI (selektive Serotonin-Reuptake-Hemmer) [Venlafaxin]
- **Neuroleptika** – stark sedierend (beruhigend) und antipsychotisch (gegen Wahnvorstellungen, Halluzinationen) [Risperidon, Haloperidol]
- **Tranquillanzien, Anxiolytika** – wirken beruhigend, angstlösend, distanzierend; z.B. die Benzodiazepine [Diazepam]
- **Hypnotika** – Schlafmittel; klassisch die Barbiturate (wirken bei höherer Dosis schlaferzwingend), modern die GABA-Rezeptor-Agonisten [Zolpidem], pflanzlich die Baldrian-Tinktur [Valeriana]

Antithrombotika, Antikoagulanzien

hemmen die Blutgerinnung, behandeln und beugen Schlaganfällen, Thrombosen und Herzinfarkten vor.

- **Thrombozyten-Aggregationshemmer** verhindern die Verklumpung der Blutplättchen [niedrig dosierte Acetylsalicylsäure (ASS), Clopidogrel]
- **Cumarine** hemmen die Produktion der Gerinnungsfaktoren [Phenprocoumon]
- **Heparin** und niedermolekulares Heparin [Enoxaparin]
- die neuen **Gerinnungsfaktoren-Hemmer** [Apixaban, Dabigatran]

Broncholytika

lösen die krampfartig verengten Atemwege bei Asthma und COPD (einer chronischen Lungenerkrankung); werden meist lokal als Inhalation angewendet.

- **langwirksam** [Salmeterol] oder **kurzwirksam** [Salbutamol] oder
- in Kombination mit **Kortison** [Fluticason]
- **systemisch** gegeben [Theophyllin]

Substitution bei Mangelzuständen

Dabei wird Fehlendes ersetzt; teilweise werden diese Substanzen aber auch als Medikamente eingesetzt und dabei zumeist höher dosiert.

- **Schilddrüsenhormone** [Thyroxin] und **Kortison** [Hydrocortison]
- **Insulin** bei Diabetes mellitus Typ 1
- **Sexualhormone** [Östrogen, Progesteron, Testosteron]
- **Eisen, Vitamine, Calcium**
- andere **Steuerungshormone** [Erytropoetin, Parathormon]

Kontrazeptiva

verhindern die Zeugung bzw. eine Schwangerschaft.

- Hormone, welche die **Ovulation** (Eisprung) verhindern [Östrogen, Gestagen]
- Hormone, welche die **Einnistung** verhindern („danach“) [Gestagen]
- **spermizide** Substanzen – lokal angewandt [Nonoxynol]

Zytostatika

hemmen die Zellvermehrung; es handelt sich um eine Sammelbezeichnung für Krebsmedikamente. Dazu gehören viele verschiedene Wirkstoffgruppen, die oft in Kombination eingesetzt werden.

Hier noch eine willkürliche Auswahl weiterer Bezeichnungen für Arzneimittelgruppen:

Diuretika
entwässernde, harntreibende Substanzen [Furosemid, Spironolacton]
Dermatika
zur lokalen Behandlung von Hauterkrankungen [Antimykotika, Kortison, Vitaminderivate ...]
Ophthalmika
zur lokalen Behandlung der Augen [Atropin, Kortison, Antibiotika]
Spasmolytika
lösen Krämpfe der glatten Muskulatur (Darm, Harnwege) [Butylscopolamin]
Lokalanästhetika
verhindern die Schmerzempfindung = „örtliche Betäubung" [Lidocain]
Antitussiva
stillen den Hustenreiz [Codein]
Expektoranzien
lösen den Schleim, damit er ausgehustet werden kann [Acetylcystein]
Antiepileptika
zur Verhinderung epileptischer Anfälle [Carbamazepin, Valproin, Phenytoin]
Antiallergika
reduzieren allergische Symptome zumeist über Histamin-Blockade (Antihistaminika) [Cetirizin]
Antiemetika
gegen Erbrechen, ganz besonders bei Zytostatika-Therapie wichtig [Ondansetron]

5 Lagerung und Handhabung von Arzneimitteln

Nach Beschäftigung mit diesem Kapitel sollten Sie ...

... erklären können, was bei der *Lagerung von Arzneimitteln grundsätzlich* zu beachten ist
... erklären können, *welche speziellen Anforderungen* es dabei geben kann
... erklären können, *wie Arzneimittel entsorgt werden*

5.1 Kontrolle und Beschaffung von Arzneimitteln

Die regelmäßige Kontrolle des Arzneimittelbestandes erfolgt unter folgenden Gesichtspunkten:

- Wird das Arzneimittel weiterhin benötigt?
- Ist das Ablaufdatum noch nicht überschritten?
- Sind die Originalgefäße verschlossen?
- Erscheint das Arzneimittel verdorben (Hinweise darauf können sein: Ausflockung, Trübung, Geruch)?
- Medikamente, die verdorben erscheinen, dürfen nicht verabreicht werden!
- Es muss auf rechtzeitige Nachbestellung geachtet werden.

5.2 Haltbarkeit und Aufbrauchfristen von Arzneimitteln

- Auf jedem Arzneimittel ist ein **Ablaufdatum** angegeben; danach darf dieses Arzneimittel nicht mehr verwendet werden!
- Darüber hinaus sind **Aufbrauchfristen** für angebrochene Arzneimittel (falls in der Packungsbeilage nicht anders angegeben) zu beachten:

Unkonservierte Augentropfen	24 Stunden
Unkonservierte Injektionslösungen	24 Stunden
Konservierte Injektionslösungen	36 Stunden
Wässrige Augensalben	4 Wochen
Insulin	4 Wochen
Konservierte Augentropfen	6 Wochen
Salben und Cremes in Tiegeln	3 Monate
Konservierte Nasentropfen	3 Monate
Wasserfreie Augensalben	6 Monate
Ohrentropfen	6 Monate
Salben und Cremes in Tuben	1 Jahr
Tabletten und Kapseln	3 Jahre

5.3 Lagerung von Arzneimitteln

Arzneimittel müssen für Unbefugte unzugänglich in verschließbaren, trockenen und sauberen Schränken aufbewahrt werden.

- **Suchtgifte** sind in einem gesonderten, verschließbaren Schrank zu lagern und es muss darüber eine eigene Dokumentation der Ein- und Ausgänge geführt werden.

- Die Arzneimittel sind **systematisch geordnet** (z.B. nach dem Namen) aufzubewahren.
- Sie verbleiben mit der **Gebrauchsinformation** in der **Originalverpackung**.
- Das **Ablaufdatum** ist gut sichtbar zu halten.
- **Angebrochene Flaschen, Tuben** und anderen Behältnisse sind mit dem Datum der Erstentnahme bzw. Aufbrauchdatum zu versehen.
- Regelmäßige **Reinigung und Desinfektion** der Arzneimittelschränke.

Manche Arzneimittel haben spezielle Anforderungen an die Lagerung; hier sind die **Herstellerangaben genauestens einzuhalten** (Aufdruck auf der Originalpackung, Gebrauchsinformation)

- **„Gekühlt lagern“** bedeutet Lagerung im Kühlschrank bei 2–8 °C, keinesfalls im Eisfach einfrieren lassen!
  - Biologica, Impfstoffe
  - Insulin, angebrochene Injektionslösungen, einige Suppositorien
  - zubereitete Säfte, wasserhaltige Cremes
- **„Kühl lagern“** bedeutet Lagerung bei weniger als 20 °C
  - Suppositorien, Fette, Salben
  - ätherische Öle, eventuell Aerosole
- **Lichtgeschützt** müssen besonders Tinkturen und Extrakte (dunkle Flaschen) gelagert werden; Arzneimittel daher in der Originalverpackung belassen.
- **Feuergefährliche Stoffe** wie Äther, Ethanol, Aceton, Benzin (alles Substanzen, die zur Wundreinigung und Desinfektion verwendet werden) müssen in geschlossenen Gefäßen und abseits von Heizquellen und offenen Flammen aufbewahrt werden; eventuell besteht auch eine mengenmäßige Beschränkung.

5.4 Vorbereitung von Arzneimitteln

Es gelten folgende Regeln:

- **Ungestörte** Arbeitssituation schaffen
- Hohen **Hygienestandard** aufrechterhalten (z.B. hygienische Händedesinfektion, siehe Kap. F 9)
- Nach aktueller **schriftlicher ärztlicher Verordnung** unter Einhaltung der „5-R-Regel“ (Kap. E 6.2)
- Im Dispenser (Medikamentenbox) mit aktueller Beschriftung aufbewahren
- Arzneimittel **niemals durch den „Augenschein“** etc. identifizieren
- Zur **Gabe über Ernährungssonde bzw. bei oraler Gabe im Falle von Schluckstörungen** muss vom Verabreichenden überprüft werden, ob Kapseln geöffnet oder Tab-

letten gemörsert bzw. gelöst werden dürfen (kann zu veränderter Resorption und Wirkung führen).

5.5 Entsorgung von Arzneimitteln

- **Nicht mehr benötigte Arzneimittel** noch vor Ablauf des Verfallsdatums an die Apotheke retournieren.
- Arzneimittel, die **verdorben** sind oder deren Verfallsdatum **abgelaufen** ist, sind gesammelt an die Apotheke zurückzugeben (gehören keinesfalls in den Normalmüll!).
- Für **Zytostatika** (Krebsmedikamente) und **radioaktive Stoffe** gelten spezielle Bestimmungen.

6 Verabreichung von Arzneimitteln

Nach Beschäftigung mit diesem Kapitel sollten Sie ...

... erklären können, wie Medikamente nach der *5-R-Regel* zu verabreichen sind

... erklären können, was *bei der Verabreichung von Arzneimitteln* in folgenden Darreichungsformen *zu beachten* ist:
1. Tabletten, Kapseln, Dragees; 2. Flüssige Arzneimittel; 3. Augentropfen, Augensalbe; 4. Ohrentropfen; 5. Nasentropfen, -sprays oder -salben; 6. Dosieraerosole; Pulverinhalationen; 7. Inhalationen; 8. Salben, Cremes; 9. Mundsalben; 10. Zäpfchen zur rektalen Anwendung; 11. Vaginalzäpfchen oder -ovula; 12. Klistiere; 13. transdermale Pflaster

... erklären können, was bei der Verabreichung *von Injektionen und Infusionen* zu beachten ist

... erklären können, was in Zusammenhang mit der Einnahme von Arzneimitteln und der *Nahrungsaufnahme* zu beachten ist

... *Getränke* nennen können, mit denen *Arzneimittel nicht eingenommen werden sollen*

... erklären können, worauf eine Klientin *nach der Arzneimitteleinnahme/-gabe beobachtet* werden muss

6.1 Auf ärztliche Anordnung

Es darf nur dasjenige Arzneimittel verabreicht werden, das **von der** Ärztin **schriftlich für diese Klientin** verordnet worden ist. In der Verordnung müssen der **Name des Arzneimittels**, die **Dosis** und gegebenenfalls auch die Konzentration, die **Applikationsform** und der **Einnahmezeitpunkt** eindeutig angegeben sein.

Ärztlich angeordnete Medikamente werden im Regelfall durch die Ärztin verabreicht, die diese Verabreichung im Einzelfall (welche Klientin, welches Medikament) an die jeweiligen Gesundheits- und Sozialbetreuungsberufe delegieren kann.

6.2 Nach der 5-R-Regel

Ausgehend von der ärztlichen Verordnung sind sowohl beim Vorbereiten als auch bei der Verabreichung jeweils die folgenden Punkte zu überprüfen:

- Ist es die **richtige Klientin?**
  (richtiger Dispenser, stimmt der Name mit der Verordnung überein?)
- Ist es das **richtige Medikament?**
  (Präparate-Namen nicht nur am Umkarton, Verfallsdatum, offensichtlich verdorben?)
- Ist es die **richtige Dosis?**
  (je nach Verabreichungsform in mg, ml, Konzentrationen in % oder mg/ml angegeben; wie viel von der einzelnen Darreichungsform?)
- Ist es die **richtige Applikationsform?**
  Tropfen, Tablette, Injektionen ...
  Dabei ist zu berücksichtigen: Bewusstlosigkeit? Schluckbeschwerden? Ist ein schneller Wirkungseintritt nötig? Gibt es Magenprobleme?
- Ist es der **richtige Zeitpunkt?**
  (tageszeitlicher und situativer Aspekt)
  - **Insulin** wird je nach Art in einer bestimmten zeitlichen Beziehung zur Mahlzeit gespritzt
  - **Schilddrüsenhormone** und manche **Osteoporosemedikamente** müssen nüchtern eine halbe Stunde vor dem Frühstück genommen werden
  - **Kortison** soll in den frühen Morgenstunden genommen werden
  - **Schmerzstillende/entzündungshemmende Medikamente** nach der Mahlzeit nehmen
  - **Magensäurehemmer** etwa eine Viertel- bis eine halbe Stunde vor dem Frühstück nehmen

   - **Antibiotika, Antiparkinsonmittel, stark wirksame Analgetika** nach genauem Zeitplan

6.3 Verabreichung bzw. Einnahme in unterschiedlichen Darreichungsformen

1. Tabletten, Kapseln, Dragees

in aufrechter Körperhaltung mit reichlich Flüssigkeit (in erster Linie Wasser!) schlucken lassen

- Tabletten: mit Bruchlinien ist eine exakte Teilung möglich
  Mörsern und Auflösen in Wasser ist meist problemlos möglich
  (Herstellerangaben beachten)
- Dragees, Kapseln, Retardtabletten: unzerkaut schlucken
- Sublingualtabletten: im Mund/unter der Zunge zergehen lassen
- Zerbeißkapseln: Die Klientin soll sie aufbeißen und die Flüssigkeit im Mund behalten

Beachten: Liegt Mundtrockenheit vor? Liegen Schluckstörungen vor? Es kann zu Schleimhautschädigung durch ein aggressives Arzneimittel kommen, oder aber zur **Aspiration**: Einatmen (Aspirieren) statt Verschlucken („in die falsche Kehle bekommen") mit heftigem Hustenreiz ist möglich. Es dürfen daher Medikamente nur gemäß den Fähigkeiten der Klientin verabreicht werden. Scheint ein Schlucken nicht möglich: Information an DGKP bzw. Ärztin, damit evtl. eine andere Applikation verordnet wird.

2. Flüssige Arzneimittel

- dürfen erst unmittelbar vor der Verabreichung dosiert werden.
- **Tropfen** werden nach abgezählten Tropfen oder abgemessenen Millilitern (Messbecher oder beigepackter Messlöffel) dosiert.
  - Es muss die richtige **Handhabung der Tropfflasche** beachtet (Packungsbeilage lesen) und genau abgezählt werden.
  - Die Klientin aus einem Einnahmegläschen mit Wasser vermischt trinken lassen oder die Tropfen auf einem Löffel verabreichen und Wasser nachtrinken lassen.
- **Mixturen** und **Suspensionen** vor Anwendung gut aufschütteln und zur oralen Verabreichung mit Messbecher oder -löffel dosieren.
- **Trockensäfte** laut Anleitung im Beipackzettel herstellen und mit Zubereitungsdatum und Namen versehen; sie müssen gekühlt aufbewahrt werden, geringe Haltbarkeit!

- **Spül- und Gurgellösungen** sollen möglichst lange mit der Schleimhaut in Kontakt bleiben und danach ausgespuckt werden. Die Klientin soll nicht gleich anschließend essen oder trinken!

3. Augentropfen, Augensalben

werden auf folgende Weise in den Bindehautsack eingebracht: Die Klientin blickt mit leicht zurückgeneigtem Kopf nach oben und das Unterlid wird sanft nach unten gezogen. In den so gebildeten Spalt lässt man die Tropfen oder den Salbenstrang fallen. Danach das Auge kurze Zeit geschlossen halten und durch Lid- und Augenbewegungen die Substanz gut verteilen.

- **Hygiene** unbedingt sehr streng beachten: Pipette oder Tubenspitze darf weder die Klientin/Patientin noch die Pflegeperson berühren
- **Körperwarm** verabreichen und Vorsicht vor Verletzungen
- **Ölige Augentropfen** können das Sehvermögen für einige Zeit beeinträchtigen; dasselbe gilt auch für **pupillenerweiternde** Augentropfen (Mydriatika)

4. Ohrentropfen

körperwarm (z.B. durch längeres Halten in der Hand) bei seitlich geneigter Kopfhaltung einbringen, danach eventuell vorübergehend den Gehörgang mit Watte verschließen.

5. Nasentropfen, -sprays oder -salben

Zunächst die Nase möglichst gründlich reinigen (lassen), danach den Kopf nach hinten neigen und die **Tropfenpipette im Nasenausgang ausdrücken**; die Pipette noch gedrückt herausziehen. Die Flüssigkeit danach durch forcierte Nasenatmung verteilen. Sprays werden laut Gebrauchsinformation verabreicht.

- Nasensalben entweder direkt aus der Tube oder mithilfe eines Wattestäbchens ins Nasenloch einbringen und durch sanften Druck auf die Nasenflügel verteilen.

6. Dosieraerosole, Pulverinhalationen

müssen tief eingeatmet werden; Gebrauchsinformationen lesen und genau einhalten; hier das übliche Vorgehen bei **Dosieraerosolen**:

- Kappe von der Mündung des Sprührohres entfernen,
- den Behälter gründlich schütteln.
- Die Patientin soll nun zunächst **tief ausatmen,**
- dann das Mundstück mit den Lippen umschließen
- und danach den **Sprühknopf drücken und dabei tief einatmen.**
- Den **Atem einige Sekunden anhalten** (auch nicht durch die Nase ausatmen)
- und **erst danach** das Mundstück wieder absetzen.
- Anschließend das Mundstück mit Wasser reinigen.

Nach kortisonhaltigen Inhalationen etwas nachtrinken oder essen bzw. Mundpflege durchführen – das vermindert das Risiko von Pilzinfektionen (Mundsoor)!

7. Inhalationen (inhalieren)

- Art und Häufigkeit beachten
- Herstellerangaben des Inhalationsgerätes beachten
- Klientin soll bequem sitzen und Taschentücher und Glocke erreichen können
- Einatmen durch den Mund, Ausatmen durch die Nase
- Klient*innen wenn nötig anleiten und zu Beginn beobachten
- Eventuell soll nicht direkt nach dem Essen inhaliert werden

8. Salben, Cremes etc.

aus der **Tube** aufbringen, ohne mit der Tubenöffnung die Haut zu berühren; mit einem **Handschuh oder einem Tupfer** im vorgesehenen Gebiet verteilen. Keine großflächigen Applikationen – sonst ist auch systemische Wirkung möglich.

9. Mundsalben

haften schlecht auf der Schleimhaut; daher mehrmals täglich auftragen und eventuell die betreffende Stelle mit einem sterilen Tupfer trocknen.

10. Zäpfchen zur rektalen Anwendung

Mittels Fingerling oder einem dafür vorgesehenen Applikator bis in den Schließmuskel einführen; wenn möglich, eventuell durch die Klientin selbst.

11. Vaginalzäpfchen oder -ovula

Nach Möglichkeit von der Klientin selbst tief in die Scheide einführen lassen, Handschuhe und Vorlage (Schutz) anbieten; vorzugsweise abends zum Schlafengehen anwenden.

12. Klistiere

müssen körperwarm verabreicht werden; **Salben zur rektalen Anwendung** zunächst mit dem Applikator-Röhrchen ohne Druck einführen und beim Herausziehen durch gleichmäßigen Druck einen Salbenstrang auftragen.

13. Transdermale Pflaster

werden auf eine gesunde, saubere und möglichst unbehaarte Körperstelle wie in der Gebrauchsanweisung beschrieben aufgeklebt. Beim Wechsel des TTS ist jeweils eine andere Körperstelle zu wählen. Sollte sich das TTS teilweise ablösen, ist umgehend die DGKP bzw. die Ärztin zu informieren.

6.4 Einnahme und Nahrungsaufnahme

Bei einigen Arzneimitteln wird vom Hersteller eine bestimmte Beziehung zwischen Einnahmezeitpunkt und der Nahrungsaufnahme gefordert; dabei bedeutet, wenn in der Packungsbeilage nicht anders angegeben, ...

- **vor der Mahlzeit:** 15–30 Minuten vor dem Essen
- **während der Mahlzeit:** spätestens bis 5 Minuten nach dem Essen
- **nach der Mahlzeit:** mindestens 30–60 Minuten nach dem Essen
- **nüchtern:** etwa 1 Stunde vor oder 2 Stunden nach dem Essen

6.5 Wechselwirkungen mit Getränken

Wenn es keine Kontraindikation gibt, dann sollen Medikamente mit viel Flüssigkeit eingenommen werden; grundsätzlich sind alle nicht-alkoholischen Getränke geeignet, außer:

- **Grapefruitsaft** – hemmt bestimmte Enzyme und Transportproteine und verändert dadurch die Wirkung einiger Arzneimittel (Antihistaminika, Blutdruckmedikamente, Antibiotika, Lipidsenker)
- **Milch und Milchprodukte** – vermindern durch Komplexbildung die Resorption einiger Medikamente (Schilddrüsenhormone, Antibiotika, Osteoporosemittel)
- **koffeinhaltige Getränke** wie Kaffee, Tee, Energy-Drinks

6.6 Klientenbeobachtung und Dokumentation

Jede Arzneimittelgabe ist in der **Pflegedokumentation** nach den geltenden Regeln zu vermerken.

Die Klientin muss auf Unverträglichkeitsreaktionen und unerwünschte Arzneimittelwirkungen hin beobachtet werden:

- akute Atemnot, bedeutsame Blutdruck- oder Pulsveränderungen, Schocksymptomatik
- andere Anzeichen für allergische Reaktionen wie Hautausschlag, Juckreiz
- Übelkeit, Erbrechen, Kopfschmerz, Schwindel
- später auftretend: Durchfall, Ausschläge, Schlafstörungen, psychische Veränderungen

Bei Unverträglichkeitsreaktionen **unverzüglich DGKP bzw. Ärztin informieren!**

F Hygiene

1 Gegenstand, Ziele und Teilbereiche der Hygiene

Gesund sein, gesund bleiben – ein ganzes Leben lang: Wer möchte das nicht? Schon immer war dies ein elementares Bedürfnis und wurde als göttliches Gut betrachtet. So gaben auch die Griechen einer ihrer Göttinnen den Namen „Gesundheit": Hygieia. Im Gegensatz zu ihrem Vater Asklepios, der als Gott der Heilung gilt, steht sie für alles, was uns gesund erhält – und das ist auch Inhalt der Hygiene als Wissenschaft: Verhütung von Krankheiten und Erhaltung und Festigung der Gesundheit.

Ziele der Hygiene

- Gesundheit **erhalten** (körperlich, seelisch, geistig und sozial)
- Krankheiten **vorbeugen**
- die **Entstehung und Ausbreitung** von Krankheiten verhindern
- **Umwelteinflüsse** auf ihre Wirkung auf die menschliche Gesundheit prüfen

Um diese Ziele zu erreichen, gibt es viel zu tun; aus der Fülle von verschiedenen Aspekten ergeben sich **Teilbereiche der Hygiene:**

- **Individualhygiene:** betrifft die einzelne Person: Körperpflege, Ernährung (auch Genussmittel und Drogen), Kleidung, Wohnung
- **Sozialhygiene:** umfasst die gesamte Bevölkerung oder eine größere Personengruppe: Beziehungen der Menschen untereinander, Gesundheitswesen, Arbeits- und Wohnbedingungen, psychisches Wohlbefinden ...
- **Umwelthygiene** meint die Einflüsse der Umwelt: Wetter und Klima, Boden, Luft und Gewässer gehören genauso dazu wie die Versorgung mit Wasser (und dessen Entsorgung), die Abfallentsorgung und der Schutz vor Lärm.

Übertragen auf den medizinischen Bereich umfasst die Hygiene in medizinischen Einrichtungen bzw. Pflege- und Betreuungseinrichtungen:

- Bereich der persönlichen Hygiene des medizinischen, Pflege- und Betreuungspersonals
- Bereich der Sozialhygiene (Umgang mit Bewohner*innen, Patient*innen, Unfallverhütung)
- Bereich der Umwelthygiene (z. B. Abfallentsorgung, Wasserver- und -entsorgung)

Im weiteren Verlauf dieses Kapitels konzentrieren wir uns allerdings nur auf einen kleinen Ausschnitt, der das Hauptaugenmerk auf die **Übertragung von Infektionskrankheiten** legt.

Hinweis: Nicht alle der angeführten Maßnahmen (z. B. Schutzmaßnahmen im Krankenhausbetrieb, Vorgehen bei Nadelstichverletzungen) betreffen Durchführende der UBV. Trotzdem werden diese Maßnahmen genannt, damit ein umfassendes Verständnis hygienischer Arbeitsweise möglich wird.

2 Historischer Abriss

Dass Krankheiten durch „Tiere, die so klein sind, dass die Augen sie nicht sehen können, und die durch die Luft in den Körper gelangen durch Mund und Nase" verursacht werden, haben schon römische Autoren vermutet und schriftlich verbreitet (Marcus Terentius Varro: *Rerum Rusticarum*).
Ebenso war die **Quarantäne** eine etablierte Maßnahme, um die Ausbreitung von Epidemien einzudämmen – ein klarer Hinweis auf den vermuteten Übertragungsweg.
Im Mittelalter und bis in die Neuzeit wurde dann aber weniger Wert auf die Anwendung dieses Wissens gelegt. Erst Mitte des 19. Jahrhunderts legten **Ignaz Semmelweis** (Händedesinfektion mit Chlorkalk) in Österreich und **Joseph Lister** in Schottland (Wundbehandlung mit Phenol) die Grundlage zu den heute praktizierten Desinfektionsmaßnahmen. Dazu kamen die Erkenntnisse von **Robert Koch** und **Louis Pasteur** und vieler, vieler anderer Wissenschaftler.
Es wurden Ursachen und Abläufe der Infektionskrankheiten erkannt und Möglichkeiten entdeckt, dabei einzugreifen.
Und schließlich machte **Alexander Fleming** noch die Entdeckung, dass von Schimmelkolonien produzierte Wirkstoffe Bakterien zerstören können – doch das ist nicht mehr Hygiene, sondern medikamentöse Therapie.

3 Relevanz der Hygiene in Pflege- und Betreuungsberufen

> Nach Beschäftigung mit diesem Kapitel sollten Sie ...
>
> ... erklären können, warum fundierte Kenntnisse zur hygienischen Arbeitsweise und über den Schutz der Umwelt vor gefährlichen Keimen eine wesentliche Voraussetzung für die professionelle Pflege von Menschen sind

Pflegende bzw. Betreuende spielen bei der Verhütung von Infektionskrankheiten eine ganz besondere Rolle:

- Sie sind selbst **mögliche Träger und Überträger** von Krankheiten.
- Bei Missachtung hygienischer Maßnahmen werden **die zu Pflegenden gefährdet**.
- Personen, die in Altenheimen leben oder ambulante Pflege benötigen, haben durch folgende Faktoren eine **verminderte Immunitätslage:**
  - Alter
  - Krankheit
  - Multimorbidität (Mehrfacherkrankung)
  - Medikamente, die die Immunabwehr herabsetzen
  - schlechter Allgemeinzustand (z.B. Bewegungsmangel)
  - Ernährung (einseitige oder Mangelernährung)
  - invasive Maßnahmen (Harnkatheter, Ernährungssonden, Injektionen)

Fundierte Kenntnisse in hygienischer Arbeitsweise und über den Schutz der Umwelt vor gefährlichen Keimen bilden somit eine wesentliche Voraussetzung für die professionelle Pflege von (älteren) Menschen.

4 Grundbegriffe der Hygiene

Nach Beschäftigung mit diesem Kapitel sollten Sie ...

... erklären können, was *nosokomiale Infektionen* sind, und anhand von Beispielen ausführen (= Maßnahmen nennen) können, wie *Asepsis* und *Antiseptik* dazu beitragen, sie zu verhindern

... die Unterschiede zwischen *Reinigung*, *Desinfektion* und *Sterilisation* erklären können

4.1 Mikroorganismen

Mikroorganismen besiedeln gemeinsam mit uns den natürlichen Lebensraum; zum Teil leben wir und sie getrennt, zum Teil leben wir mit ihnen und sie mit uns in Symbiose, das bedeutet: zum gegenseitigen Nutzen zusammen.

Zum Beispiel ist unsere Haut von Bakterien und Pilzen besiedelt, die wichtige Funktionen haben: Als „residente, physiologische Standort-Flora“ verhindern sie die Besiedlung mit krankmachenden Keimen. Darüber hinaus erzeugen sie Substanzen, die für die Haut günstig sind (z.B. wird der Säureschutzmantel der Haut damit stabilisiert).

Ebenso ist die „physiologische Darmflora“ für die Verdauung und Versorgung mit Vitaminen unbedingt nötig. Allein im Darm befinden sich zehnmal so viele Bakterien, wie unser Körper Zellen hat.
Die verschiedenen Mikroorganismen lassen sich systematisch nach verschiedenen Kriterien einteilen:

- **Mikroorganismen mit eigenem Stoffwechsel** vermehren sich auch außerhalb anderer Lebewesen
  - **mit zellulärer Struktur:** Bakterien, Pilze, Protozoen
  - **keine zelluläre Struktur:** Mykoplasmen
- **Mikroorganismen ohne eigenen Stoffwechsel** benötigen zur Vermehrung einen lebenden Wirtsorganismus:
  - **mit zellulärer Struktur:** Rickettsien, Chlamydien
  - **keine zelluläre Struktur:** Viren, Prionen

Bakterien sind einzellige Organismen, die sich durch Zellteilung vermehren. Das können sie üblicherweise bei Dunkelheit, Feuchtigkeit und Temperaturen zwischen 25 und 40 °C am besten.
Sie können sich unter geeigneten Bedingungen rasch vermehren (die Generationszeit von Darmbakterien liegt bei etwa einer halben Stunde) und durch spezielle genetische Vorgänge schnell auf geänderte Bedingungen reagieren (z.B. können sie auch resistent, d.h. unempfindlich gegen Antibiotika werden). Dieser genetische Materialaustausch findet mithilfe von Bakteriophagen und Plasmiden statt.
Viren sind im Gegensatz zu den Bakterien keine eigenständigen Lebewesen; um sich zu vermehren, müssen sie in eine lebende Wirtszelle aufgenommen werden und veranlassen diese dann, neue Viren zu produzieren.
Einige dieser Mikroorganismen lösen Krankheiten aus und werden daher als **pathogen** bezeichnet:

- **obligat pathogen:** krankmachend auch bei intakten Abwehrkräften
- **fakultativ pathogen:** lösen die Erkrankung nur bei geschwächtem Immunsystem aus

4.2 Wanzen, Flöhe & Co.

Auch wenn wir uns im weiteren Verlauf nicht gezielt mit ihnen beschäftigen: Es sind nicht nur die Mikroorganismen, die als Kleinlebewesen für Erkrankungen verantwortlich gemacht werden können. Es gibt auch noch **Parasiten**, tierische Schmarotzer, die entweder im Körper (Endoparasiten) oder an seiner Oberfläche (Ektoparasiten) leben und saugen. Sie wären ohne ihren **Wirt** nicht lebensfähig.

Dazu gehören die

- **Arthropoden** (Gliederfüßer): Flöhe, Wanzen, Läuse, Milben
- **Helminthen** (Würmer): Maden-, Spul- und Bandwürmer ...
- **Protozoen** (Urtierchen): Trichomonaden, Toxoplasmen, Plasmodien (Malariaerreger) ...

Sie haben teilweise sehr komplexe Lebenszyklen, können den Wirtsorganismus wechseln und sind daher oft schwer zu eliminieren.

4.3 Infektionskrankheit

Wenn ein „Wirtskörper" durch **pathogene Mikroorganismen** besiedelt wird, diese sich dort vermehren und bei entsprechender **Krankheitsdisposition** („Empfänglichkeit") **Krankheitssymptome auslösen**, liegt eine Infektionserkrankung vor (inficere = etwas Schädliches hineintun). Als Hauptsymptome gelten die **Zeichen der Entzündung:**

- **Überwärmung** (Calor)
- **Rötung** (Rubor)
- **Schwellung** (Tumor)
- **Schmerz** (Dolor)
- **Funktionsstörung** (Functio laesa)

ABER: Nicht jede Entzündung ist eine Infektionskrankheit!

4.4 Nosokomiale Infektionen

Damit ist jede Infektion gemeint, die **ursächlich mit einem Krankenhausaufenthalt in Zusammenhang** steht (nosokomion, griech.: Krankenhaus); es muss nicht sein, dass dabei Krankheitssymptome auftreten. Eine Infektion wird dann als nosokomial bezeichnet, wenn sie bei Aufnahme in das Krankenhaus weder vorhanden noch in der Inkubationsphase (siehe Kap. F 5.3.5) war.
Etwa 7 % der in einem österreichischen Krankenhaus aufgenommenen Patient*innen ziehen sich eine nosokomiale Infektion zu; dabei sind Harnwegs- und Wundinfektionen sowie Lungenentzündungen am häufigsten.

4.5 Antiseptik

Antimikrobielle Maßnahmen am **Ausgangsort** oder an der möglichen **Eintrittsstelle**; typische antiseptische Maßnahmen sind:

- **Hautdesinfektion** vor Injektionen, Operationen
- **Schleimhautdesinfektion** vor Legen eines Blasenkatheters

4.6 Asepsis

Damit ist die **Keimfreiheit der Umgebung** und der verwendeten Materialien zur Vermeidung von Kontamination und Infektion gemeint. Typische Beispiele dafür sind:

- Händedesinfektion, **sterile Handschuhe**
- sterile **Instrumente, Medizinprodukte** (Sterilgut)
- sterile **Arbeitsplätze** (Laminar-air-flow-Systeme ...)

4.7 Reinigung – Desinfektion – Sterilisation

Um die Wahrscheinlichkeit von Infektionen zu verringern, bedient man sich heute eines **stufenweisen Konzepts zur Verminderung von Keimen.** Welches Verfahren nun im Einzelnen angewandt wird, richtet sich nach den zu erreichenden Zielen.

- Wenn wir **etwas Schmutziges sauber machen**, dann ist das **Reinigung**; wenn wir z. B. einen mit Essensresten verschmierten Teller abwaschen, dann ist das Ergebnis unmittelbar sichtbar: ein sauberer Teller. Dieser kann aber ohne Weiteres noch mit pathogenen Keimen wie z. B. Salmonellen besiedelt (kontaminiert) sein.
- Wenn wir die Anzahl von **pathogenen Keimen** so weit **reduzieren**, dass **keine Infektionsgefahr** mehr davon ausgeht, dann ist das **Desinfektion** (weniger als 1 Keim von 100.000 bleibt aktiv). Dieses Ergebnis ist **nicht mehr unmittelbar erkennbar** – der Teller schaut danach genauso aus wie vorher.
- Wenn wir den Teller **„keimfrei"** machen, dann ist das **Sterilisation** (weniger als 1 Keim von 1 Million überlebt das Verfahren) – auch dieses Ergebnis ist **nicht direkt erkennbar**.

Um trotz der erwähnten nicht direkt erkennbaren Wirkung das angestrebte Ziel (verminderte Anzahl der Keime) sicher zu erreichen, hat sich folgendes Vorgehen bewährt und ist auch gesetzlich vorgeschrieben:

- Es bestehen Verfahren, deren **Wirksamkeit erwiesen** ist und deren **Durchführung nachweislich** erfolgen kann – **validierbare Verfahren**.

- Das für den jeweiligen Zweck vorgeschriebene Verfahren wird von entsprechend **ausgebildetem Personal** durchgeführt, wobei ...
- ... die einzelnen Schritte **genau überwacht und dokumentiert** werden müssen.

4.8 Medizinprodukte

Medizinprodukte sind Gegenstände zur Behandlung, Erkennung und Überwachung von Erkrankungen, Symptomen etc., die nicht auf pharmakologische oder metabolische (auf den Stoffwechsel wirkende) Weise wirken. Dazu gehören beispielsweise **Injektionsnadeln und -spritzen, chirurgische Instrumente**, aber auch **Blutdruckmessgerät, Fieberthermometer, Röntgenapparat**.
Wenn es sich nicht um **Einwegprodukte** handelt, dann müssen sie je nach dem mit der Anwendung verbundenen Infektionsrisiko **aufbereitet** werden. Die Risikobewertung erfolgt in fünf Klassen:

- **unkritisch** – kommt nur mit **intakter Haut** in Berührung; hier ist manuelle Reinigung und Desinfektion ausreichend
- **semikritisch** – kommt mit **Schleimhaut oder krankhaft veränderter Haut** in Kontakt; im Allgemeinen ist Desinfektion ausreichend, diese sollte validierbar erfolgen
  - einfache Konstruktion ohne Hohlräume: **semikritisch A**
  - sonst: **semikritisch B**
- **kritisch** – bei der Anwendung wird die Haut oder Schleimhaut **durchdrungen**; hier ist Sterilisation erforderlich, diese muss validierbar erfolgen
  - einfache Konstruktion ohne Hohlräume: **kritisch A**
  - sonst: **kritisch B**

4.9 Organisation der Hygienemaßnahmen

Gesetzliche Grundlagen zur Krankenhaushygiene gibt das Bundes-Krankenanstaltengesetz 1974 in der geltenden Fassung; daraus abgeleitet gelten die jeweiligen Landes-Krankenanstaltengesetze, die auch Organe zur Ausübung der sanitären Aufsicht vorsehen.
Die in der jeweiligen Gesundheitseinrichtung geltenden Hygienemaßnahmen werden demnach von einem **Hygieneteam** aus dazu ausgebildeten Personen (z.B. Krankenhaushygieniker*innen, hygienebeauftragte Ärzt*innen, Hygienefachkräfte) in Form eines **Hygieneplans** zusammengestellt.
Zentrale Bestandteile davon sind die für den jeweiligen Bereich geltenden **Reinigungs- und Desinfektionspläne.** In diesen Plänen wird eindeutig festgelegt,

- welche **Maßnahmen**

- in welcher **Situation**
- mit welchem **Mittel**
- auf welche **Weise**
- von **wem** durchzuführen sind.

Das Hygieneteam in Krankenanstalten hat **beratende und überwachende** Funktion und bildet **zusammen mit der kollegialen Führung die Hygienekommission**, welche die Richtlinien und Vorschriften erlässt. Die Umsetzung der Empfehlungen obliegt der kollegialen Führung mit ihrer Hierarchie, die **Einhaltung** der Empfehlungen liegt im **Verantwortungsbereich jeder einzelnen Mitarbeiterin**.

5 Infektionskrankheit im Detail

Nach Beschäftigung mit diesem Kapitel sollten Sie ...

... *Infektionsquellen* und *Infektionswege* bzw. *Eintrittspforten* nennen und dazu Beispiele geben können

... erklären können, was die *Inkubationszeit* ist

5.1 Krankheitserreger

Einige **prominente pathogene Mikroorganismen** und Beispiele der von ihnen ausgelösten Erkrankungen:

Bakterien	
Mycobacterium tuberculosis	Tuberkulose (TBC)
Staphylococcus aureus	Abszesse, Lungenentzündungen
Streptococcus pyogenes	Mandelentzündung, Scharlach, Rotlauf
Haemophilus influenza	Bronchitis, Hirnhautentzündung
Viren	
Influenzaviren, Adenoviren	Grippe, Atemwegsinfektionen, Lungenentzündung
Hepatitis A, B, C	Leberentzündungen (Gelbsucht)
Norovirus, Rotaviren	Durchfallerkrankungen
Varizella-Zoster-Virus	Erstmanifestation: Feuchtblattern Reaktivierung: Gürtelrose
Pilze	
Candida albicans	Mundsoor (Milchschorf), Genitalpilz

5.2 Abwehrmechanismen

Um Körperfremdes davon abzuhalten, Schaden anzurichten, verfügt unser Körper über die Fähigkeit, zwischen **„selbst“**, **„fremd, aber ungefährlich“** und **„gefährlich“** zu unterscheiden.

Dazu und zur Bekämpfung von „gefährlich“ dient ein **mehrstufiges, komplexes Abwehrsystem:**

- Barrieren an den **äußeren und inneren Körperoberflächen:**
  - die unverletzte **Haut**
  - der Schleim auf den **Schleimhäuten** (Flimmerepithelien transportieren wieder nach außen, das saure Milieu im Schleim tötet ab)
  - die **Flüssigkeitsströmung** nach außen in den Harnwegen, durch Speichel, Schweiß und Tränen
  - die Besiedelung mit **apathogenen Bakterien** lässt pathogenen Keimen keinen Raum
- ein **unspezifisches angeborenes Immunsystem** bekämpft „Fremdes“ nach dem Eintritt ins Körperinnere; es besteht aus
  - Fresszellen (**Makrophagen und Granulozyten**, Untergruppen der weißen Blutkörperchen)
  - **Eiweiß-Botenstoffen**, die von bereits infizierten Zellen abgegeben werden, um die Entzündungsreaktion zu steuern; dazu gehören unter anderem
    - **Interferone**, welche die umliegenden Zellen warnen und schützen
    - **Interleukine**, die Fresszellen und andere weiße Blutkörperchen anlocken
  - der **Entzündungsreaktion selbst:** erhöhte Körpertemperatur (Fieber) und gesteigerte Durchblutung etc. fördern die Abwehrmaßnahmen des Körpers
- ein **spezifisches Abwehrsystem**, das für jeden Erreger maßgeschneiderte Abwehrstoffe herstellen kann:
  - **Lymphozyten** – eine Untergruppe der weißen Blutkörperchen – produzieren nach dem ersten Kontakt mit dem betreffenden Erreger den genau auf ihn passenden **Antikörper**.
  - Bis diese Produktion in Gang kommt, **dauert es einen bis mehrere Tage**.
  - Die Information bleibt aber auch nach der Erkrankung bestehen **und bei neuerlicher Infektion** mit demselben Erreger können rasch neue Antikörper produziert werden (man ist **„immunisiert“**).

5.3 Infektionskette und Erkrankung

5.3.1 Infektionsquelle

Als Infektionsquelle kommen vor allem **infizierte Menschen und Tiere**, aber auch die Umwelt und Gegenstände infrage. Es sind vor allem die **Ausscheidungen**, die für die Weitergabe des Keims verantwortlich sind: **Sputum** (z.B. Influenza und andere „Erkältungskrankheiten"), **Stuhl** (z.B. Cholera, Hepatitis A), **Blut** (z.B. HIV) und natürlich auch **Eiter** etc.
Dazu ist es **nicht unbedingt nötig, dass aktuell Krankheitszeichen bestehen**: Die Infektiosität kann bereits vor Ausbruch der Erkrankung bestehen (z.B. Varizellen) oder auch nur in der Erholungsphase (z.B. Milzbrand), sie kann gelegentlich auch nach der Gesundung bestehen bleiben (z.B. Dauerausscheider von Salmonellen) oder symptomlos bleiben (z.B. manchmal bei HIV).

5.3.2 Infektionswege

Die Keimübertragung kann **direkt** erfolgen oder **indirekt** über Hände, Zwischenwirte und „unbelebte Infektionsquellen" (z.B. Medizinprodukte) geschehen.

- Kontakt- und Schmierinfektion
  - direkt: Harnwegsinfekt durch am Blasenkatheter aufsteigende Darmbakterien (E. coli)
  - indirekt: nach der Toilette die Hände nicht gewaschen = **fäkorale Übertragung**, falsche Wischtechnik bei der Intimpflege

- Tröpfcheninfektion = **aerogene Infektion**
  - direkt: Einatmen von durch Husten in der Luft befindlichen Tuberkulose-Erregern
  - direkt: Legionellen im Duschwasser oder in der Klimaanlage
  - indirekt: Husten, Niesen, Spucken – über offenen Wunden oder auf einen Untergrund, der steril sein sollte

- Infektion über Nahrungsmittel und Wasser = **alimentäre Infektion**
  - direkt: Salmonellen in Lebensmitteln (z.B. Eiprodukten)

- Infektion über Blut und Blutbestandteile = **hämatogene Infektion**
  - direkt: HIV bei Sexualkontakten über Schleimhautverletzungen
  - indirekt: Hepatitis B durch bereits benützte Injektionsnadel
  - indirekt über Zwischenwirt: FSME oder Borreliose durch Zeckenbiss

- Im Rahmen einer **Schwangerschaft** kann die Übertragung auf das Ungeborene auf dem Blutweg über die Plazenta (**diaplazentar**) oder durch Schleimhautverletzungen während der Geburt (**perinatal**) geschehen.

5.3.3 Eintrittspforten

Die unverletzte Haut ist praktisch ein undurchdringlicher Schutz; es gibt aber typische Stellen, an denen Keime in den menschlichen Körper eindringen können:

- **Nase/Rachen** sowie die **Bindehäute** der Augen – Infekte der Atemwege (z.B. grippale Infekte)
- **Mund/Rachen** – Magen-Darm-Infektionen (z.B. Norovirus-Erkrankung)
- **Hautverletzungen, Schweiß- und Talgdrüsen** – Erysipel, Abszess, Furunkel
- **Harnröhre** – aufsteigender Harnwegsinfekt (z.B. E. coli)
- **Penis, Vagina** – Genitalinfekte (z.B. Gonorrhoe oder Herpes)

5.3.4 Empfänglichkeit

Ob sich nach Eintritt des Krankheitserregers eine Krankheit entwickelt oder nicht, hängt nicht nur von der Virulenz (Infektionskraft) des Erregers ab, sondern auch vom **Zustand der Infizierten und ihres Immunsystems**; maßgebliche Faktoren dabei sind:

- das **Alter** (Säuglinge und sehr alte Menschen erkranken leichter)
- **invasive Maßnahmen** wie Operationen, Harnkatheter
- Verletzungen, **herabgesetzter Allgemeinzustand** durch andere schwere Krankheit
- bestimmte Medikamente, Alkohol, andere Drogen

5.3.5 Inkubationszeit

Beschreibt die Zeit, die vom **Eintritt des Krankheitserregers** in den Organismus **bis zum Auftreten von Krankheitssymptomen** vergeht. Die Dauer ist für den Erreger typisch und kann von wenigen Stunden (z.B. Noroviren) bis zu mehreren Jahren (z.B. manche Fälle von Tollwut) reichen.
Auch in dieser Zeit kann bei manchen Erkrankungen **bereits der Erreger weiterverbreitet werden:** Der noch gar nicht manifest Erkrankte ist dann bereits eine Infektionsquelle.

5.3.6 Krankheitsverlauf

Aus dem Wechselspiel des Krankheitserregers mit dem Organismus und der eventuell angewandten Therapie können sich verschiedene Krankheitsverläufe ergeben:

- Die Infektion kann **auf einen Ort begrenzt bleiben** wie bei einem Abszess, kann sich aber auch über den Lymph- und Blutstrom ausbreiten (dann spricht man von einer Bakteriämie) und damit eine **generalisierte Erkrankung** bewirken.
- In der **Akutphase** versucht der Organismus, die Krankheitserreger zu beseitigen; dies geht zumeist mit massiven Entzündungssymptomen einher.
- Von **Sepsis (Blutvergiftung)** spricht man, wenn während der Bakteriämie hohes Fieber und schwere Allgemeinsymptome bis hin zum Organ- und Kreislaufversagen auftreten.
- Wenn die spezifischen Abwehrmaßnahmen den Erreger ausreichend bekämpfen können, so kommt es zur **Heilung** mit unterschiedlich gut wirksamer und unterschiedlich lang anhaltender **Immunität**.
- Wenn die Erreger in der Erholungsphase nicht ausreichend eliminiert werden können, kann Folgendes entstehen:
  - **chronischer Verlauf**: lang anhaltende Symptome von geringerer Intensität
  - **rezidivierender Verlauf**: Wiederaufflackern der Erkrankung
  - **Dauerausscheider**: keine Erkrankungssymptome mehr, aber weiterhin infektiös

6 Infektionsprophylaxe

> Nach Beschäftigung mit diesem Kapitel sollten Sie ...
>
> ... die *Maßnahmen* zur *Nicht-Kontamination* nennen und Beispiele dazu geben können

6.1 Nicht-Kontamination

- Unsterile Einmalhandschuhe
  - beim Umgang mit **Abfällen**
  - beim Umgang mit **potenziell infektiösem Material** (Blut, Erbrochenem, Stuhl, Harn, Eiter)
  - bei der Anwendung von **Flächen- und Instrumentendesinfektionsmitteln**
  - zum Selbstschutz bei **Rissen, Schürfwunden, Schnitten** an der Hand

- Weitergehende **Schutzkleidung** (z. B. Einmalschürze) und **sofortige Entsorgung** von kontaminiertem Material
- **Sterile Einmalhandschuhe** bei
  - **Wundversorgung** (speziell bei Verbrennungen)
  - Legen von **Blasenkathetern**
- Durch **Isolierung** = Absonderung von Menschen mit dem Ziel der
  - **Quellenisolierung** bei bestimmten Infektionskrankheiten, um die weitere Verbreitung des Keims zu verhindern (z. B. MRSA)
  - **Schutzisolierung** = Schutz gefährdeter Personen (immunsupprimierte Patient*innen, großflächige Verbrennungen, Leukämie) vor Infektionen

Die Isolierung ist eine für Klient*innen, Mitklient*innen, Mitarbeiter*innen, Besucher*innen und Angehörige sehr einschneidende Maßnahme mit erheblichem Aufwand für alle Beteiligten.

6.2 Immunprophylaxe

Wenn **spezifische Abwehrstoffe** (Antikörper) vorhanden sind, kann der Körper sehr rasch auf eine Infektion mit dem bestimmten Erreger reagieren: Es kommt dann erst gar nicht oder nur zu einer abgeschwächten Form der Erkrankung.
Um die passenden Antikörper bereit zu haben, gibt es mehrere Möglichkeiten:

- Man hat diese **Infektionskrankheit bereits gehabt** (eventuell auch bei mildem bis unbemerktem Krankheitsverlauf = „stille Feiung").
- Man bekommt die Antikörper von außen zugeführt: **passive Impfung**; diese Antikörper werden aus menschlichen oder tierischen Seren gewonnen und als Injektion verabreicht. Diese Impfung **wirkt zwar sofort**, doch ist der Schutz **nach wenigen Wochen wieder verschwunden** (Sonderform dieser passiven Immunisierung: über die Muttermilch auf das Neugeborene).
- Man produziert die Abwehrstoffe selbst, nachdem man mit abgeschwächten, abgetöteten oder nur in Bruchstücken vorhandenen Mikroben gezielt infiziert wurde: **aktive Impfung** mit Lebend-, Tot- oder Toxoidimpfstoffen. Die Gabe erfolgt nach einem bestimmten Schema und es dauert etwa 1–2 Wochen, bis die Schutzwirkung einsetzt; diese **hält dann aber jahrelang an** und kann aufgefrischt werden.

Durch Impfungen, wie sie z. B. im **Österreichischen Impfplan** zusammengestellt sind, kann sich nicht nur der Einzelne vor schweren Krankheitsverläufen schützen. Wenn eine **hohe Durchimpfungsrate** besteht, kann auch der Ausbruch einer **Epidemie unter den Ungeimpften verhindert** werden.

7 Keimreduktion

Nach Beschäftigung mit diesem Kapitel sollten Sie ...

... über die Anwendung von Desinfektionsmitteln zur *Flächendesinfektion* sprechen und dabei den Umgang mit *sichtbaren Verunreinigungen mit Körpersekreten* sowie die *Desinfektion in Zusammenhang mit Ausscheidungen* einbeziehen können

7.1 Reinigung

Reinigen soll den Schmutz lösen und beseitigen – zum Beispiel Waschen mit Seife und ähnlichen Substanzen: Die Seife bewirkt die Emulsion fetthaltiger Verschmutzungen, die dann weggespült werden können. Die keimreduzierende Wirkung ist allerdings nur gering (Faktor 10–100).

7.2 Desinfektion

Um die Zahl der lebenden Infektionserreger auf einem Gegenstand oder einer Fläche (z.B. der Haut) so weit zu reduzieren, dass keine Infektionsgefahr mehr davon ausgeht, gibt es verschiedene Verfahren mit bestimmten Wirkungsspektren.

7.2.1 Physikalische Verfahren

Physikalische Verfahren sind z.B. Filtrieren (Luft, Flüssigkeiten), Erhitzen und UV-Bestrahlung; dazu kommen einige **thermische Desinfektionsverfahren:**

- **Pasteurisieren** (rasches Erhitzen auf 60–150 °C für ganz kurze Zeit)
- **Heißwasserspülung** (Instrumentenwaschmaschinen, Geschirr, Wasserleitungen)
- **Verbrennen** von Abfällen

7.2.2 Chemische Verfahren

Die **chemischen Desinfektionsmittel** wirken durch Zerstörung der Zellmembranen, Gerinnung von Proteinen oder Unterbrechung von Stoffwechselvorgängen. Bei sach-

gerechter Anwendung, das heißt entsprechender **Konzentration** und **Einwirkzeit**, kann damit die Anzahl der Keime um den **Faktor 100.000** reduziert werden.
Schwachpunkte der chemischen Desinfektion sind Wirkungslücken, Wirkverlust bei ungenügender Vorreinigung, Materialschädigungen, Umwelt- und Gesundheitsbelastungen.

- **Alkohole** (60–80 % Ethanol, Propanol) – für Hände und Haut
  Wirkungslücken bei Viren, unwirksam gegen Sporen.
- **Halogene** – dazu gehören **Chlor** (wird verwendet zur Wasserdesinfektion) und **Jod**; Jod zur Haut-, Schleimhaut- und Wunddesinfektion hat den Vorteil eines breiten Wirkungsspektrums, aber den Nachteil einer hohen Allergierate.
- **Phenole** – Flächen- und Textildesinfektionsmittel; Carbolsäure stand historisch am Anfang der Antiseptik; heute vor allem Octenidin mit sehr breitem Wirkungsspektrum (außer Sporen).
- **Aldehyde** – für Flächen und Instrumente und zur Erweiterung des Wirkungsspektrums bei thermischen Verfahren (Instrumentenwaschmaschinen).
- **Weitere Substanzen:** Tenside, quarternäre Ammoniumverbindungen....

Chemothermische Verfahren bestehen aus der Kombination von physikalischen und chemischen Maßnahmen (wie es in jeder Waschmaschine passiert); diese werden bei hitzeempfindlichen Materialien (< 60 °C) und Instrumenten wie Endoskopen in einem Reinigungs- und Desinfektionsgerät maschinell unter genau eingehaltenen Bedingungen eingesetzt.

7.2.3 Anwendung der Desinfektionsmittel

Angewendet werden diese Substanzen durch ...

- **Wischen** (auf Flächen), **Einreiben** (auf der Haut) – siehe Abschnitt „Hautantiseptik“
- **Einlegen** (Instrumente)
- Sprühen, Verdampfen, Begasen ...

Prinzipiell dürfen nur Präparate mit nachgewiesener Wirksamkeit verwendet werden; für Österreich gibt es dazu das **Expertisenverzeichnis der ÖGHMP**, einzusehen auf der Homepage der „Österreichischen Gesellschaft für Hygiene, Mikrobiologie und Präventivmedizin“ (www.oeghmp.at).

Die im Reinigungs- und Desinfektionsplan vorgesehenen Substanzen müssen zum Teil erst durch Verdünnung zubereitet werden. Wenn dies nötig ist, sind dabei folgende Hinweise zu beachten:

- **Selbstschutz** durch Handschuhe und Augenschutz
- **Zuerst** die richtige **Wassermenge** vorbereiten, **dann** die abgemessene **Desinfektionsmittelmenge** zugeben
- Wenn keine andere Regelung besteht, so wird kaltes Wasser verwendet und bei Raumtemperatur zubereitet

Die hauptsächlich angewandte Methode der **Flächendesinfektion** ist die **Wischdesinfektion:**

- **Handschuhe** tragen und für ausreichende **Lüftung** zum Selbstschutz sorgen
- Das im Reinigungs- und Desinfektionsplan vorgeschriebene **Präparat in der dort angegebenen Konzentration** verwenden
- Die Lösung in Abhängigkeit von der Schmutzbelastung **rechtzeitig wechseln**
- Die **Wischtücher** rechtzeitig wechseln und täglich desinfizierend reinigen

Sichtbare Verunreinigungen mit Körpersekreten
müssen unverzüglich entfernt werden; dazu sind mit Flächendesinfektionsmittel getränkte Einmaltücher oder Zellstoff zu verwenden und in zwei Phasen vorzugehen: 1. die Ausscheidung entfernen, 2. danach mit frischem Tuch und Desinfektionsmittel nochmals wischdesinfizieren.

Desinfektion in Zusammenhang mit Ausscheidungen
Ausscheidungen sind potenziell infektiös und müssen unverzüglich und ohne weitere Kontamination der Umgebung entsorgt werden; Leibschüsseln, Harnflaschen u. Ä. werden im stationären Akut- und Langzeitpflegebereich in entsprechenden Waschmaschinen chemothermisch aufbereitet.

Umgang mit gebrauchter Bekleidung und Bettwäsche
Innerhalb des Krankenhauses gilt die gebrauchte Wäsche als potenziell infektiös und wird in speziell betriebenen Wäschereien gereinigt.

- Wechsel individuell je nach Risiko der Verunreinigung
- Schmutzwäsche wird **direkt in dafür vorbereitete Säcke** verpackt
- Die Säcke werden **verschlossen und getrennt von der sauberen Wäsche** in die hauseigene oder gewerbliche Wäscherei transportiert und dort …
- … mit **chemo-thermischem Wasch- und Desinfektionsverfahren** behandelt; konsequente Trennung von unreinen und reinen Bereichen

7.3 Sterilisation

Um die Anzahl vermehrungsfähiger Keime noch weiter zu senken (d.h. **auf höchstens 1 überlebenden Keim von 1 Million**) sind sehr aufwendige Verfahren entwickelt worden. Der Erfolg dieser Verfahren ist von der **genauen Einhaltung des Prozesses** abhängig und daher erfordert die Durchführung der Sterilisation eine spezielle Ausbildung.
Industriell angefertigte Medizinprodukte werden vorwiegend mit **ionisierender Strahlung** behandelt, während im Krankenhaus die Dampfsterilisation angewendet wird.
Bei der **Dampfsterilisation** werden die Materialien in einem Autoklaven (verschließbaren Druckbehälter) in gesättigtem, luftfreiem Wasserdampf hoher Temperatur und hohem Druck ausgesetzt, nachdem zuerst ein Vakuum erzeugt wurde. Typische Werte dazu sind **20 Minuten bei 121 °C und 2,05 bar** oder 5 Minuten bei 134 °C und 3,04 bar.
Weitere Möglichkeiten der Sterilisation: **chemische Verfahren** mit Formaldehyd oder Ethylenoxid.
Als Ergebnis liegt dann **Sterilgut** vor, das je nach Verpackung für eine bestimmte Dauer gelagert werden darf.

8 Persönliche Hygiene

> Nach Beschäftigung mit diesem Kapitel sollten Sie …
>
> … die für Pflege und Betreuung erforderlichen *Maßnahmen der eigenen Körperhygiene* inklusive den Anforderungen an die *Berufskleidung* beschreiben können
> … über den *Umgang mit infektiösem Material* und das Vorgehen bei *Nadelstichverletzung* sprechen können

Durch geeignetes persönliches Verhalten können alle Beteiligten wesentlich dazu beitragen, die Übertragung von Infektionserregern zu vermeiden. Mängel dabei gefährden nicht nur die betroffenen Klient*innen, sondern auch das Personal. Durch angemessenes professionelles Verhalten kann dieses Risiko vermindert werden.

8.1 Körperhygiene

- **Körperliche Sauberkeit** muss bei allen Mitarbeiter*innen selbstverständlich sein.
- Arbeitsplatzanforderungen und die Intensität der eigenen **Schweiß- und Geruchsbildung** bestimmen die Häufigkeit von Baden und Duschen.

- **Mundhygiene** (z. B. Raucher*innen)
- **Tätowierungen und Piercings** sind bis zur vollkommenen Wundheilung ein potenzielles Risiko sowohl für die betreuten Patient*innen/Klient*innen als auch für den Betroffenen selbst.
- **Nässende oder mit Blutkrusten bedeckte Hautareale** dürfen keinesfalls frei getragen werden.
- **Händehygiene**: siehe Kap. F 9
- **Haarhygiene:**
  - An den Haaren anhaftende Keime stellen ein potenzielles Infektionsrisiko für Patient*innen dar; in Wunden eingebrachte Haare wirken als Fremdkörper und Keimträger und können zu Entzündungen und Infektionen führen.
  - Haare daher **stets gepflegt halten** und so tragen, dass unnötiges Berühren unterbleibt.
- **Bekleidung:** Die Mitarbeiter*innen werden insbesondere in Gesundheits- und Pflegeeinrichtungen im Allgemeinen vom Arbeitgeber mit Dienstkleidung in ausreichender Menge und entsprechender Qualität ausgestattet. Es wird zwischen Berufskleidung (lt. ASchG „Arbeitskleidung"), Bereichskleidung und Schutzkleidung unterschieden.

Berufskleidung: In Bereichen mit Kontaminationsgefahr muss bei Dienstbeginn Berufskleidung angelegt werden; diese wird mit Namen und Berufsbezeichnung **personalisiert** jeder Mitarbeiterin ausgehändigt.

- Diese Berufskleidung soll optisch sauber sein und nach Möglichkeit täglich gewechselt werden. Kontaminierte oder sichtbar verschmutzte Kleidung ist sofort zu wechseln.
- Schmutzwäsche wird in entsprechenden Säcken gesammelt und in eine vom Dienstgeber beauftragte Wäscherei gebracht. Das Mitnehmen und Waschen im Privathaushalt muss aus infektionsprophylaktischen Gründen unterbleiben.
- Bei Dienstbeginn sind Straßenschuhe abzulegen. Im Arbeitsbereich sollen aus hygienischen Gründen vorne geschlossene Schuhe mit wischdesinfizierbarer Oberfläche verwendet werden; weiters sollen sie laut Arbeitnehmerschutz guten Halt geben und eine rutschfeste Sohle haben.
- In manchen Pflegeeinrichtungen, betreuten Wohngemeinschaften und auch an psychiatrischen Abteilungen wird Privatkleidung getragen; in diesen Einrichtungen besteht in der Regel geringere Infektionsgefahr. Diese Kleidung wird zumeist auch privat gewaschen (wichtig sind hier Waschtemperaturen von zumindest 60 °C) und soll bei Bedarf durch Schutzkleidung ergänzt werden.

8.2 Eigene Gesundheitsvorsorge

8.2.1 Impfungen für Personal in Gesundheitseinrichtungen

Hier geht es einerseits um **Selbstschutz** vor Erkrankungen, andererseits kann man es auch als **moralische Verpflichtung** sehen, die **Übertragungskette** zu unterbrechen.

- Allgemein empfohlenes Impfprogramm
  Diphterie, Keuchhusten, Poliomyelitis
  Tetanus, Masern, Mumps, Röteln, Varizellen
- Zusätzlich für Personal in Gesundheitseinrichtungen empfohlen
  Hepatitis A, Hepatitis B, saisonale Influenza-Impfung
- Abhängig vom Arbeitsplatz **Meningokokken**

Die Impfung gegen **Hepatitis A und B** wird für Pflegepersonal auf Kosten der AUVA mit einem Kombinationsimpfstoff durchgeführt; zur **Grundimmunisierung** wird der Impfstoff 3-mal in einem bestimmten Intervall verabreicht (Monat 0-1-6). 4–12 Wochen danach wird der Impferfolg durch Bestimmung des **Antikörper-Titers** überprüft. Anhand dieses Befundes lässt sich auch vorausberechnen, wann die nächste **Auffrischungsimpfung** erfolgen muss (meist in 10–15 Jahren).

8.2.2 Persönliche Schutzausrüstung

Besteht die Gefahr, die Berufskleidung mit (potenziell) infektiösen Materialien, Chemikalien, Zytostatika u.a. zu kontaminieren, ist eine den Anforderungen entsprechende Schutzkleidung zu tragen.

Basisschutzkleidung

- unsterile **Handschuhe** (Kontaminationsschutz für die Hände)
- Einmal-**Plastikschürze** (Kontaminationsschutz für die Berufsbekleidung)

Schutzkleidung im Anlassfall

- **Einmalmantel** (bei Isolierungsmaßnahmen)
- Schutzmantel mit Bündchen (Kontaminationsschutz)
- **Mund-/Nasenschutz** (z.B. respiratorischer Infekt der Mitarbeiterin)
- **Schutzbrille**/Gesichtsschild (Spritzschutz, bei Instrumentenaufbereitung)
- **Kopfbedeckung** (bei therapeutischen Maßnahmen, OPs)
- FFP2- oder FFP3-**Maske** mit/ohne Ventil (Influenza, offene TBC)

8.3 Nadelstichverletzungen, Kontakt mit infektiösem Material

Nadelstichverletzungen bergen das Risiko einer Infektion mit Hepatitis B, Hepatitis C und HIV; sie geschehen am häufigsten
- im Patientenzimmer selbst **bei zusätzlichem Stress**,
- durch **falsche Technik** („Zurückstecken" in die Schutzkappe ist ausdrücklich verboten!),
- durch **mangelnde Erfahrung** und **unsachgemäße Entsorgung**.

Wichtigste Prophylaxe

- Verwendete Nadeln und andere spitze oder scharfe Gegenstände **unmittelbar** nach Gebrauch **in geeignete Behälter entsorgen**
- **Sicherheitsprodukte** verwenden

Wenn es passiert ist ...

... gibt es im Allgemeinen **hausinterne Richtlinien** zum weiteren Vorgehen; beispielsweise können folgende **Sofortmaßnahmen** anzuwenden sein:
- **Stich- oder Schnittwunden**
  Blutung induzieren
  - die Wunde mindestens 5 Minuten lang auspressen
  - mit **viruswirksamem Desinfektionsmittel** intensiv für mindestens 30 Sekunden spülen
- Kontakt der **intakten Haut mit Blut**
  - unter **fließendem Wasser** abspülen
  - anschließend mit **Seife** reinigen
  - mit **Einmal-Handtuch** abtrocknen
  - Hautdesinfektion mit **viruswirksamem Desinfektionsmittel** für mindestens 30 Sekunden
- Kontakt von **Schleimhaut oder Bindehaut mit Blut**
  - Mund-Rachen-Augenbereich **sofort und ausgiebig mit Wasser** spülen
  - danach Mund- und Rachenbereich mit **Beta-Isodona-Mundantiseptikum** desinfizieren
  - bei Kontamination der Augen unverzüglich eine **Augenambulanz** aufsuchen

Entsprechend betriebsinternen Richtlinien: **unverzügliche Information des Vorgesetzten** und **unverzügliche Information des betriebsärztlichen Dienstes**.

Hinweis:
Sollte die Verletzung mit einem Gegenstand erfolgen, der bereits im Müll war, besteht so gut wie keine Infektionsgefahr bezüglich HIV; eingetrocknetes Blut ist bereits nach einigen Stunden nicht mehr infektiös. Die Infektionsgefahr mit Hepatitis B oder Hepatitis C ist aber weiterhin gegeben.

9 Händehygiene

Nach Beschäftigung mit diesem Kapitel sollten Sie ...

... die *allgemeinen Maßnahmen der Händehygiene* nennen können
... erklären können, wann das *Händewaschen* und wann die *hygienische Händedesinfektion* durchzuführen ist
... erklären können, wie die *hygienische Händedesinfektion* durchzuführen ist

Die Hände des Personals sind der **Hauptübertragungsweg** bei nosokomialen Infekten. Es geht dabei nicht um Infektionen, die von der physiologischen, residenten Flora ausgelöst werden, sondern um Übertragung von pathogenen Keimen – die Hand als **Vehikel von der Infektionsquelle zur Eintrittspforte.**
Die **gelisteten Händedesinfektionsmittel** bestehen aus Alkoholen und töten innerhalb weniger Sekunden die transiente Hautflora ab; die residente Hautflora wird lediglich gering reduziert. Damit werden die Haupterreger nosokomialer Infekte ausgeschaltet. Nicht ausreichend wirksam sind sie allerdings bei Clostridium difficile und Noroviren (Durchfallerkrankungen).
Die korrekte Händehygiene ist die **effektivste Maßnahme der (Krankenhaus-)Hygiene:** Sie reduziert die Infektionsrate um bis zu 40 %.

- Hände **sauber halten**:
- Handschuhe zum Kontaminationsschutz (Patient*innen-/Klient*innenwechsel = Handschuhwechsel)
- **Feuchtigkeitsspendende Hautpflege** mit einem individuell erprobten Produkt vor größeren Pausen und bei Arbeitsende
- **Fingernägel** kurz (Abschluss Fingerkuppe) und gepflegt halten; lange Fingernägel sind Schmutz- und Keimträger, perforieren Handschuhe und können Verletzungen verursachen
- **Künstliche Fingernägel und Nagellack** stellen jeweils erhöhte Kontaminations- und Infektionsrisiken dar (Verunreinigungen unter den Fingernägeln sind nicht erkennbar, und sie sind eventuell nicht für Desinfektionsmittel geeignet)

- **Schmuck an Händen und Unterarmen** stellt ebenfalls erhöhte Infektions- und Verletzungsrisiken dar und macht eine korrekte Händedesinfektion eventuell unmöglich
- **Das untere Drittel der Unterarme** (ca. eine Handbreit über dem Handgelenk) darf nicht bedeckt sein

Hände waschen vor Arbeitsbeginn, bei sichtbarer Verschmutzung, nach Toilettenbesuch und nach Arbeitsende (entfernt Schmutz und Sporen!)
- **keimarme Waschlotion** ohne vermeidbares Spritzen aufschäumen
- **zumindest 20 Sekunden** mit Waschbewegungen die gesamte Hand benetzen
- mit **Einmalhandtuch** abtrocknen

Hygienische Händedesinfektion ist die wichtigste Maßnahme:

Wann? Die **„5 Momente der Händedesinfektion“** sind:
- vor Patientenkontakt
- vor aseptischen Tätigkeiten
- nach Kontakt mit potenziell infektiösen Substanzen
- nach Patientenkontakt
- nach Kontakt mit der direkten Patientenumgebung

Wie? **Korrekte Durchführung** ist entscheidend ...

... wobei das Zusammenspiel **Menge** des Desinfektionsmittels, **Einwirkzeit** (Zeit, in der die Haut damit feucht gehalten wird) und **vollständige Benetzung** der Hände für die Wirkung ausschlaggebend sind.
- 3–5 ml (so viel, wie in die Hohlhand passt) des **Desinfektionsmittels** aus dem ellbogenbedienbaren Spender auf die trockenen (!) Hände geben (feuchte Haut würde die Konzentration des **Alkohols** von 60 auf 30 % verringern und damit die Wirkung dramatisch reduzieren)
- beide Hände **mindestens 30 Sekunden** vollständig feucht haltend einreiben
- Problem der **Benetzungslücken** (Daumen, Fingerspitzen und Nagelfalz) durch eigenverantwortliche Methode beheben

10 Spezielle Hinweise für mobile Dienste

10.1 Händehygiene

Wie im stationären Bereich ist auch hier eine konsequente Händehygiene die **wichtigste Basismaßnahme**; und auch hier ist die **hygienische Händedesinfektion** das bei Weitem wirkungsvollste Vorgehen. Vor allem **bei Wechsel zwischen Tätigkeiten** in der Küche, an der Klientin und in der Entsorgung muss sie selbstverständlich sein.

Darüber hinaus sind zu verwenden:

- **Haushaltshandschuhe** beim Umgang mit Reinigungs- und Desinfektionsmitteln
- **Unsterile Einmalhandschuhe** beim Umgang mit potenziell infektiösem Material
- **Sterile Einmalhandschuhe** bei Pflege- oder Therapiehandlungen, die ein Infektionsrisiko für die zu Pflegenden darstellen (z. B. Harnkatheterismus)
- Nach dem Ausziehen der **Handschuhe** immer **hygienische Händedesinfektion** ausführen

10.2 Hygienemaßnahmen im Haushalt

- **Im Normalfall** ist eine laufende Desinfektion der Flächen und Einrichtung nicht nötig; die routinemäßige **Feuchtreinigung ist ausreichend**.
- Bei besonders **gefährdeten Klient*innen** (onkologische Patient*innen, Immunsuppression ...) sollten aber **Küche, Bad und Toilette** mit den geeigneten **Flächendesinfektionsmitteln** und desinfizierend aufbereiteten Hilfsmitteln (Tücher, Mopps etc.) behandelt werden.
- Die **Küche** ist ein **kritischer Bereich**, der sich durch sauberes Arbeiten mit regelmäßig entsprechend **heiß gewaschenen** (Temperaturen >60 °C) **und bei Bedarf erneuerten Hilfsmitteln** (Tücher, Schwämme) entschärfen lässt. Dazu gehören auch der sachgerechte **Umgang mit Lebensmitteln** und konsequente **Handhygiene**.
- Bei der **Körperpflege** ist die **Dusche** vom hygienischen Standpunkt dem Vollbad oder der Ganzkörperwaschung deutlich überlegen; die hygienische Händedesinfektion des Pflegenden ist selbstverständlich, Handschuhe sind speziellen Situationen (Intimpflege, Pilzinfektionen o. Ä.) vorbehalten.
- **Wäschewechsel und -waschen** bei zumindest 60 °C
- **Leibschüsseln und Harnflaschen** mit normalen Haushaltsreinigern behandeln
- **Abfallentsorgung** nach **den üblichen Regelungen** der Abfalltrennung; Abfälle mit **Verletzungsgefahr** (z. B. gebrauchte Injektionsnadeln) sind in **durchstichsichere Boxen** abzuwerfen.
- Spezielle **therapeutische und diagnostische Tätigkeiten** sind nicht anders als im Krankenhaus durchzuführen; hier sind **gezielte Flächendesinfektion** und die Verwendung von entsprechend **aufbereiteten Medizinprodukten** oder **Einmalinstrumenten** verpflichtend.

10.3 Spezialfall „multiresistente Keime“

Oft werden Patient*innen in häusliche Pflege entlassen, die weiterhin mit z.B. MRSA besiedelt, aber nicht mehr symptomatisch sind. Diese Keime sind zwar gegen viele Antibiotika unempfindlich und daher schwieriger zu behandeln, sie sind jedoch nicht grundsätzlich gefährlicher – für gesunde Menschen geht von ihnen nur ein sehr geringes Risiko aus.

Ein vernünftiger Umgang mit MRSA-Trägern umfasst folgende Maßnahmen:

- Betroffene Klient*innen **an den Schluss** des Programms stellen
- **Händehygiene der Klientin** und häufiger Handtuchwechsel
- **Wundversorgung** etc. nach den Richtlinien **wie im Krankenhaus**
- **Immungeschwächte** Personen sollen den direkten Kontakt meiden
- **Enger Körperkontakt** kann zur Besiedlung ohne Symptome führen

Literatur

Aktories K et al. (2009) Allgemeine und spezielle Pharmakologie und Toxikologie. Elsevier, Urban & Fischer, München, 10., überarbeitete Auflage

BMASGK (2016) UN-Behindertenrechtskonvention. Übereinkommen über die Rechte von Menschen mit Behinderungen und Fakultativprotokoll. Neue deutsche Übersetzung. Bundesministerium für Arbeit, Soziales, Gesundheit und Konsumentenschutz (BMASGK), Wien

Böhm E (1984) Verwirrt nicht die Verwirrten. Neue Ansätze geriatrischer Krankenpflege. Psychiatrie-Verlag, Bonn

Böhm E (1999) Psychobiographisches Pflegemodell nach Böhm. Band I: Grundlagen. Verlag Wilhelm Maudrich, Wien

Daschner F (Hg) (1997) Praktische Krankenhaushygiene und Umweltschutz. Springer, Heidelberg, 2. überarbeitete Auflage

Devreese A (2004) Inkontinenz bei älteren Menschen. In: Milisen et al. (Hg) (2004) Die Pflege alter Menschen in speziellen Lebenssituationen: modern – wissenschaftlich – praktisch. Springer, Heidelberg, 95–108

Elsevier GmbH (2012) Klinikleitfaden Pflege. Elsevier, Urban & Fischer, München, 7. Auflage (keine Autor*innen angegeben)

Galtung J (1978) Strukturelle Gewalt. Beiträge zu Friedens- und Konfliktforschung. Rowohlt, Reinbek bei Hamburg

Handl G (2012) Angewandte Hygiene, Infektionslehre und Mikrobiologie. Facultas, Wien

Hoogers K (1993) Inkontinenz verstehen. Ernst Reinhardt Verlag, München

Jassoy C, Schwarzkopf A (2013) (Hg) Hygiene, Infektiologie, Mikrobiologie. Thieme, Stuttgart, 2. Auflage

Jedelsky E (Hg) (2015): Heimhilfe. Praxisleitfaden für die mobile Betreuung zuhause. Springer, Wien, 4. Auflage

Kamphausen U (2009) Prophylaxen in der Pflege: Anregungen für kreatives Handeln. Kohlhammer, Stuttgart, 5., aktualisierte Auflage

Kießling J (2002): Endlich wieder besser hören. Trias, Stuttgart

Köther I (Hg) (2005) Altenpflege. Zeitgemäß und zukunftsweisend. Thieme, Stuttgart

Kursunterlagen, nicht veröffentlicht: Aus- und Fortbildungskurs für Ärztinnen und Ärzte in Krankenhaushygiene (2012 ff, Teil 1–5)

Leoni-Scheiber, C (2004) Der angewandte Pflegeprozess. Facultas, Wien

Löser, A P (2013) Pflegeberichte endlich professionell schreiben. Tipps und Vorschläge für Mitarbeiter in stationären Altenpflegeeinrichtungen. Schluetersche, Hannover, 5., aktualisierte Auflage

Matolycz E (2011) Pflege von alten Menschen. Springer, Wien

Matolycz E (2013) 100 Fragen zur Biografiearbeit. Schluetersche, Hannover

Menche N (Hg) (2004) Pflege heute. Lehrbuch für Pflegeberufe. Elsevier, Urban & Fischer, München, 3., vollständig überarbeitete Auflage

Menche N (2011) Repetitorium Pflege Heute. Elsevier, München, 3. Auflage

Milisen et al. (Hg) (2004) Die Pflege alter Menschen in speziellen Lebenssituationen: modern – wissenschaftlich – praktisch. Springer, Heidelberg

Müller G, Steininger A, Schumacher P, Jukic-Puntigam M (Hg) (2016) Inkontinenz-assoziierte Dermatitis. Grundlagen, Instrumente, Interventionen. Facultas, Wien

National Pressure Ulcer Advisory Panel, European Pressure Ulcer Advisory Panel and Pan Pacific Pressure Injury Alliance (2014) Prevention and Treatment of Pressure Ulcers: Quick Reference Guide. Emily Haesler (ed) Cambridge Media, Osborne Park, Australia

Rappold E, Aistleithner R (2017) Arbeitshilfe Pflegedokumentation 2017. Im Auftrag des Bundesministeriums für Gesundheit und Frauen. Gesundheit Österreich GmbH / Geschäftsbereich ÖBIG, Wien, 3. überarbeitete Auflage

Reiß M (Hg) (2009) Facharztwissen HNO-Heilkunde, Differenzierte Diagnostik und Therapie. Springer, Heidelberg

Reiter M et al. (2012) Gesundheits- und Krankenpflege. Ein Lern- und Arbeitsbuch für Pflegeassistenz und Sozialbetreuungsberufe. Facultas, Wien

Sachweh S (2006) „Noch ein Löffelchen?“ Effektive Kommunikation in der Altenpflege. Verlag Hans Huber, Bern, 2., vollständig überarbeitete und erweiterte Auflage

Schewior-Popp S et al. (Hg) (2012) Thiemes Pflege. Das Lehrbuch für Pflegende in Ausbildung. Georg Thieme Verlag, Stuttgart, 12. vollständig überarbeitete und erweiterte Auflage

Schulze Höing A (2012) Pflege von Menschen mit geistigen Behinderungen. Pflegebedarfsanalyse, Planung, Dokumentation gemäß H. M. B. – W – Hilfeplanung. Kohlhammer, Stuttgart

Seel M (2003) Die Pflege des Menschen. Schluetersche, Hannover, 3. Auflage

Soßdorf A (2008) Der Gewaltbegriff bei Johan Galtung: Definition, Entwicklung und Relevanz für die deutsche Friedens- und Konfliktforschung. VDM Verlag Dr. Müller, Saarbrücken

Stefan H et al. (2009) POP® – Praxisorientierte Pflegediagnostik. Pflegediagnosen – Ziele – Maßnahmen. Springer, Wien

Strack R (2011) Grundwortschatz für Pflegeberufe. Kohlhammer, Stuttgart, 9., aktualisierte Auflage

Tideiksaar R (2000) Stürze und Sturzprävention. Assessment-Prävention-Management. Aus dem Amerikanischen von Silvia Mecke, Bonn. Deutschsprachige Ausgabe herausgegeben von Prof. Dr. Theo Dassen. Mit einem Geleitwort von René Schwendimann. Hans Huber, Bern, Göttingen, Toronto, Seattle

Weiss S, Lust A (2021) GuKG. Gesundheits- und Krankenpflegegesetz. Sonderausgabe. Manz, Wien, 9. Auflage

Wiederhold D (2013) Pflegealphabet. Von Absaugen bis Zystitisprophylaxe. Elsevier, Urban & Fischer, München

Internet-Quellen

(zuletzt abgerufen am 24.09.2022)

https://www.sozialministerium.at/Themen/Soziales/Menschen-mit-Behinderungen/UN-Behindertenrechtskonvention.html

https://de.wikipedia.org/wiki/Kontinenz_(Medizin)

https://de.wikipedia.org/wiki/Pflegewiki
https://flexikon.doccheck.com/de/Ganzk%C3%B6rperwaschung
http://flexikon.doccheck.com/de/Indikation
https://www.thieme.de/de/pflegepaedagogik/19-ausscheidung-151733.htm
https://www.thieme.de/de/pflegepaedagogik/20-ausscheidungen-68660.htm
http://www.bewegtes-lagern.com/dokumente-htm/KinaePrinzip.htm
https://www.dekubitus.de/ratgeber/prophylaxe/lagerungstechnik
https://www.jusline.at/gesetz/amg/gesamt
https://pohltherapie.de/behandelbare-beschwerden/unterbauch-und-beckenboden/blasen-beschwerden.html
http://www.kunstaugen-rauch.de/pflegeanleitung.html
http://www.lexikon-orthopaedie.com/pdx.pl?dv=0&id=x_xRollgehhilfe
http://www.onmeda.de/krankheiten/lungenentzuendung.html
https://www.rki.de/DE/Home/homepage_node.html
http://www.zentrum-der-gesundheit.de/ph-wert.html
https://www.sozialministerium.at/Themen/Gesundheit/Antimikrobielle-Resistenzen-und-Gesundheitssystem-assoziierte-Infektionen/Gesundheitssystem-assoziierte-Infektionen/Krankenhaushygiene-und-PROHYG.html
https://www.who.int/health-topics/mental-health#tab=tab_1
https://www.gewaltfrei.at/ueber-die-gewaltfreie-kommunikation
https://www.pflege-gewalt.de/
https://www.zqp.de/
http://www.euro.who.int/__data/assets/pdf_file/0006/129534/Ottawa_Charter_G.pdf
https://www.ris.bka.gv.at/GeltendeFassung.wxe?Abfrage=Bundesnormen&Gesetzesnummer=10011026
https://www.ris.bka.gv.at/GeltendeFassung.wxe?Abfrage=Bundesnormen&Gesetzesnummer=20004121
https://pflege-professionell.at/wenn-sich-eine-inkontinenz-assoziierte-dermatitis-zur-inkontinenz-gesellt
https://www.facultas.at/zinfo/9783708913919/IADIT-D_final.pdf
https://www.basale.at/
https://www.kinaesthetics.at/
https://www.gesellschaft-uk.org/ueber-uk.html

Glossar

AEDL
ist die Abkürzung für „**A**ktivitäten und existentielle **E**rfahrungen **d**es **L**ebens"; dabei handelt es sich um ein Pflegekonzept, welches 1984 erstmals publiziert wurde (siehe Kap. A 3.1).

ASchG
Österreichisches ArbeitnehmerInnenschutzgesetz

ATL
ist die Abkürzung für „**A**ktivitäten des **t**äglichen **L**ebens", wie sie von Sr. Liliane Juchli geprägt wurden. Sie wurden weiterentwickelt zu den AEDL (siehe dort).

ATS/MTS-Strümpfe
Gemeint sind damit Kompressionsstrümpfe der Klasse 1 (Druck 20 mmHg/cm^2) – diese sollten nach ihrer Funktion als „Medizinische Thromboseprophylaxe-Strümpfe" (MTPS) bezeichnet werden (Deutschland: Leitlinie S3); zumeist werden sie aber verkürzt als „MTS" oder mit den Synonymen „Antithrombosestrumpf" (ATS) oder – noch ungenauer – „Antiemboliestrumpf" (AES) bezeichnet (siehe Kap. D 6.3.2).

Braden-Skala
ist ein 1987 entwickeltes Beurteilungssystem zur Abschätzung des Dekubitus-Risikos anhand mehrerer klinischer Faktoren (siehe Kap. D 6.3.1).

DGKP
ist die Abkürzung für die in Österreich offizielle Berufsbezeichnung „**d**iplomierte/r **G**esundheits- und **K**ranken**p**fleger/in"

Gewebeintegrität
Gemeint ist damit die „Unversehrtheit", „Intaktheit" der Haut und der darunterliegenden Gewebeschichten (Faszien, Muskulatur etc.); wird im Rahmen der Pflegediagnose zumeist in der Zusammensetzung „Gewebeintegrität beeinträchtigt" als Überbegriff für alle Arten und Stadien von Wunden verwendet.

Internationaler Freiname (INN)
auch generischer Name (generic name) genannt, ist der Name eines Arzneimittelwirkstoffs, den die Weltgesundheitsorganisation (WHO) vergibt. Er ist gemeinfrei, also nicht urheberrechtlich geschützt.

kg KG
Kilogramm Körpergewicht

MEC
minimale effektive Konzentration; Mindestmenge eines Arzneimittels, die einzunehmen ist, um eine Wirkung zu erzielen

Mobilisierung (Mobilisation)
bezeichnet innerhalb der professionellen Pflege die Gesamtheit aller selbstständig gesetzten Maßnahmen, um die Bewegungsfähigkeit der gepflegten Person zu fördern oder zu erhalten.

MRSA
steht für *Methicillin-resistenter Staphylococcus aureus;* dieser Keim ist gegen alle Betalactam-Antibiotika unempfindlich; zumeist gemeint ist heute aber der „multiresistente Staphylococcus aureus", der zusätzlich auch gegen andere Antibiotikaklassen resistent ist.

NANDA
ist die Abkürzung für „**N**orth **A**merican **N**ursing **D**iagnosis **A**ssociation“, eine 1982 gegründete Vereinigung mit dem Ziel, einheitliche Pflegediagnosen zu erstellen (siehe Kap A 3.1 und B 1.1).

Norton-Skala
ist wie die Braden-Skala ein Beurteilungssystem zur Abschätzung des Dekubitus-Risikos; sie wurde ab den 1960er-Jahren entwickelt und mehrfach adaptiert (siehe Kap. D 6.3.1).

PA
Pflegeassistenz (ehemals Pflegehilfe); im österreichischen Recht ein Gesundheitsberuf mit definierter Ausbildung

POP
ist die Abkürzung für „**p**raxis**o**rientierte **P**flegediagnostik“; dabei handelt es sich um das österreichische Pflegeklassifikationssystem, welches 2009 erstmals publiziert wurde (siehe Kap. A 3.1 und B 1.1).

PP
Pflegeperson – im deutschen Recht eine Person, die nicht erwerbsmäßig einen Pflegebedürftigen (zumindest Stufe 1) in seiner häuslichen Umgebung pflegt – die Person darf dafür höchstens das Pflegegeld der entsprechenden Stufe erhalten; üblicherweise sind es Familienangehörige.

Sputum
Gemeint ist Auswurf, die abgehustete Absonderung der Atemwegsschleimhaut mit beigemischten Zellen. Im Gegensatz zu Speichel (umgangssprachlich Spucke) wird Sputum aus den tiefen Atemwegen hervorgebracht.

TBC
Tuberkulose – eine durch Mykobakterien übertragene Infektionskrankheit, die bevorzugt die Lungen befällt.

Transiente Hautflora
Gemeint sind damit Keime, die nicht der residenten, physiologischen Hautflora angehören, sondern die von einer anderen Quelle aufgenommen wurden und weitergegeben werden könnten.

TTS
Transdermales therapeutisches System, transdermales Pflaster, umgangssprachlich „Medikamentenpflaster“ (siehe Kap. E 3.1.3).

UBV
ist die Abkürzung für „**U**nterstützung bei der **B**asis**v**ersorgung“; es ist dies eine Ausbildung, die auf der gesetzlichen Grundlage der Gesundheits- und Krankenpflege gemäß GuKG § 3a beruht (siehe Kap. B 1 und B 2.2).

VATI-Lagerung
ist eine Maßnahme zur Pneumonie-Prophylaxe; durch entsprechende wechselnde Positionierungen sollen nacheinander alle Lungenbezirke verstärkt belüftet werden.

WHO
World Health Organisation; Weltgesundheitsorganisation der Vereinten Nationen

Zytostatika
sind Arzneimittel, die das Zellwachstum und die Zellteilung hemmen; sie werden typischerweise in der Behandlung von Krebserkrankungen und bei Autoimmunerkrankungen eingesetzt.